AF164074

VANESSA HALEN

SCHLANK MIXER

**Smoothie war gestern – Slimmie ist jetzt angesagt:
schnell abnehmen • knackige Figur • straffe Haut**

RATGEBER

Die beste Diät der Welt ist...

...keine Diät!

Bibliografische Information der Deutschen Bibliothek:
Die Deutsche Bibliothek verzeichnet diese Publikation in der Deutschen National-
bibliografie; detaillierte bibliografische Daten sind im Internet abrufbar über:
http://dnb.ddb.de

Impressum

Schlank Mixer
Smoothie war gestern – Slimmie ist jetzt angesagt:
schnell abnehmen • knackige Figur • straffe Haut

Cover-Design & Layout:
Vanessa Halen

Fotos & Abbildungen:
Vanessa Halen, Fotolia.de: Maridav, Luigi Giordano, Markus Mainka

Lektorat & Redaktion:
Heiko Kube, Vanessa Halen

Herstellung und Verlag:
BoD - Books on Demand, Norderstedt

Dieser Ratgeber, einschließlich aller seiner Teile, ist urheberrechtlich geschützt. Vervielfältigungen, Mikroverfilmungen, Übersetzungen sowie die Einspeicherung und Verarbeitung in elektronischen Systemen bedürfen der schriftlichen Zustimmung der Autorin.

© 2016 Alle Rechte liegen bei der Autorin

ISBN: 978-3-7412-2820-9

Hinweis der Autorin:
Die Informationen und Ratschläge in diesem Ratgeber können keinesfalls eine fachmännische Diagnose oder Behandlung ersetzen. Eine Haftung der Autorin für Personen-, Sach- und Vermögensschäden ist daher grundsätzlich ausgeschlossen. Bei ernsten Erkrankungen oder in Zweifelsfällen ist ein Arztbesuch dringend anzuraten.

Internet:
www.wellness-infoseite.de

Inhaltsverzeichnis

01 Ein paar Worte vorab 7
Von erfolgreichen Schlank-Pushern über Smoothies und Slimmies zum neuen Schlank-Konzept

02 Turbo-Mixer ist angesagt 11
Von schrecklichen Erfahrungen über interessante Erkenntnisse bis zum neuen Schlank-Konzept

03 Versteckte Dickmacher 17
Wie böse Zusatzstoffe in unseren Lebensmitteln uns dicker und dicker machen

> **Gefährliche Zusatzstoffe in Lebensmitteln**
>
> Geschmacksverstärker • Süßstoffe • Fruktose • Aromastoffe • Farbstoffe
> Konservierungsstoffe • Guanylat • Antibiotika • Plastik • Transfette

04 Schlank-Pusher 2.0 31
Wie die neuen Schlankmacher gleichzeitig schlanker, gesünder und schöner machen

> **Die neuen Schlank-Pusher**
>
> Inulin • Laktobakterien • Mariendistel • Amara • Basenmittel • Duftstoffe
> Heilkräuter • Gewürze • Ballaststoffe • Kollagen-Hydrolysat

05 Slimmie statt Smoothie 45
Smoothies sind out: die neuen Slimmies mit ausgewählten Schlank-Pushern unterstützen gezielt eine Gewichtsreduktion

06 Das Slimmie-Schlank-Konzept 53
Mit köstlichen Slimmies ganze Mahlzeiten ersetzen und gezielt abnehmen

07 Gift raus – Pfunde runter 65
Wie die Entgiftungsorgane Leber, Nieren, Darm und Lymphe das Abnehmen sinnvoll unterstützen

Inhaltsverzeichnis

08 Das braune Anti-Fett-Wunder 69
Wie man mit Kälte gezielt hartnäckige Fettpolster an Bauch, Beinen, Po & Co abbauen kann

09 Rezepte, Tipps & Tricks 79
Wie man aus einfachen Rezepten eigene Lieblings-Slimmies entwickelt und mit Geschmack abnehmen kann

> **Einige Rezepte für köstliche Slimmies**
> Apfel-Slimmie • Pflaumen-Slimmie • Spinat-Slimmie • Kartoffel-Slimmie
> Kirsch-Slimmie • Gurken-Slimmie • Pfirsich-Slimmie • Thunfisch-Slimmie

10 Die Nachlese zum Schluss 91
Dieser Ratgeber soll nicht nur beim Abnehmen helfen, sondern auch zum Nachdenken anregen

Die Wellness-Infoseite 96
Der kostenlose Ratgeber für Gesundheit, Beauty und Wellness

Slimmies für alle...

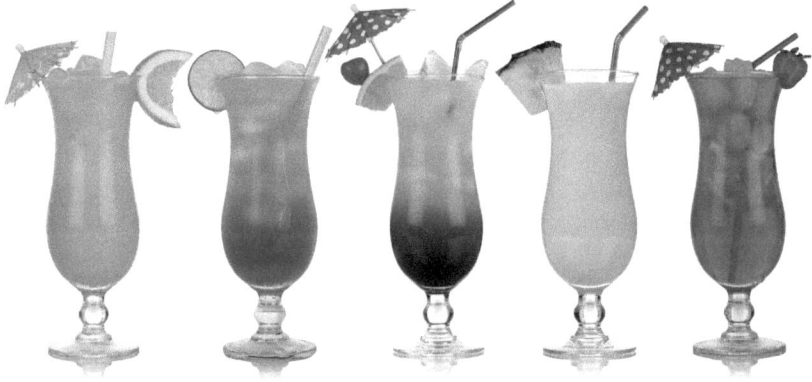

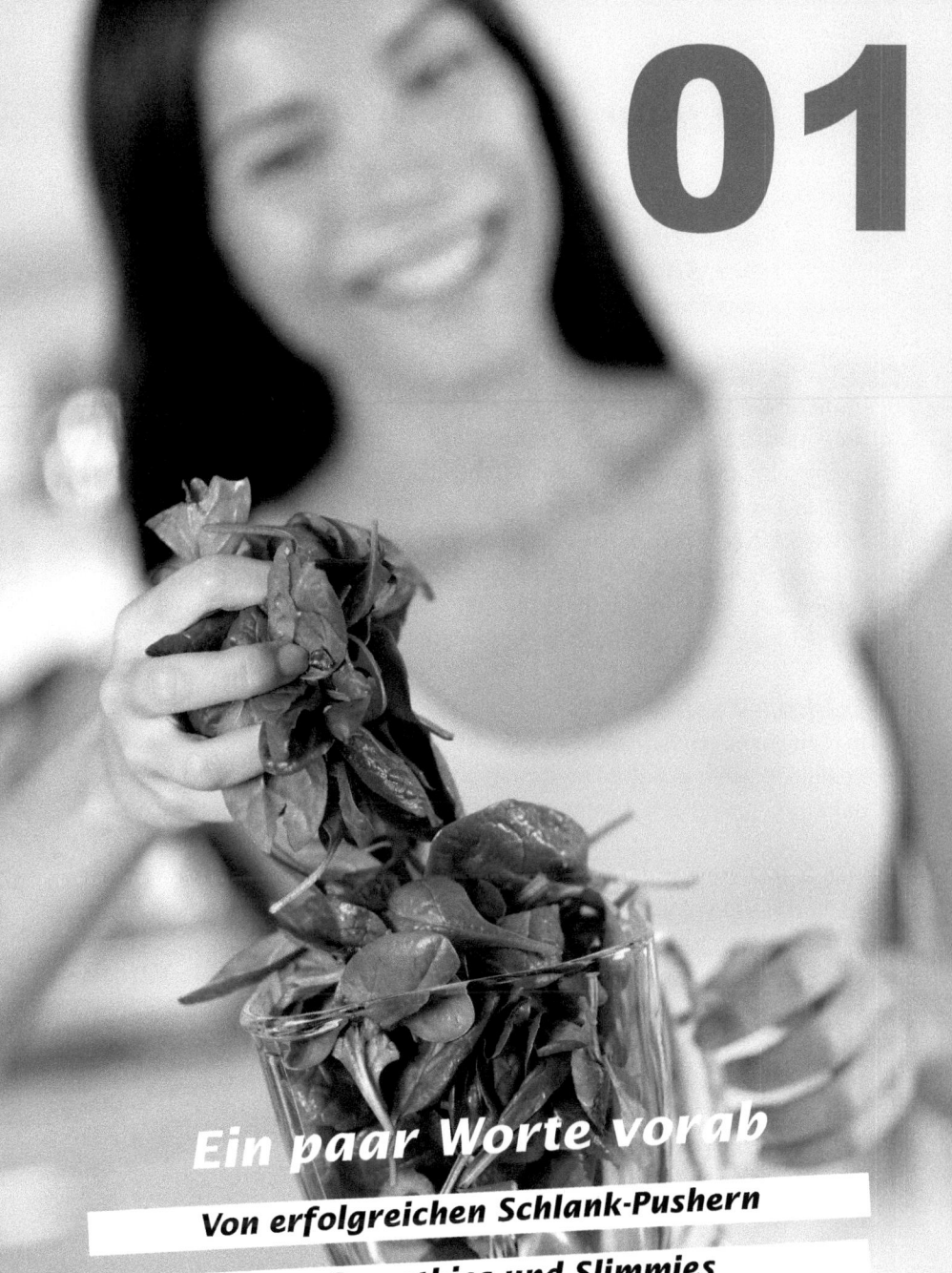

01

Ein paar Worte vorab

Von erfolgreichen Schlank-Pushern

über Smoothies und Slimmies

zum neuen Schlank-Konzept

Ein paar Worte vorab

Von erfolgreichen Schlank-Pushern über Smoothies und Slimmies zum neuen Schlank-Konzept

Immer, wenn ich einen neuen Ratgeber plane, dafür recherchiere, experimentiere und konzipiere, dann beginnt für mich eine großartige Reise in ein sehr interessantes Themengebiet. Diesmal habe ich mich wieder für das Thema „Abnehmen" entschieden. Nach meinem BoD-Bestseller DIE NEUEN SCHLANK-PUSHER sind nun etliche Jahre vergangen. In dieser Zeit habe ich wirklich viele neue Erfahrungen und Erkenntnisse gesammelt. Tatsächlich gibt es hochinteressante Neuigkeiten zum Thema „Abnehmen", die ich Ihnen in diesem Ratgeber vorstellen möchte.

Schlank-Pusher
In meinem ersten Schlank-Ratgeber habe ich unter anderem 16 wirksame Schlank-Pusher aus der Naturmedizin vorgestellt, die eine Gewichtsreduktion unterstützen. Einige Schlank-Pusher verbessern den Stoffwechsel, andere wirken als Sattmacher, bremsen den Appetit und Heißhunger oder kontrollieren die Naschsucht. Diese wunderbaren Schlankstoffe stärken das Durchhaltevermögen und erleichtern so das Abnehmen. Auch in diesem Ratgeber werde ich weitere sinnvolle Schlank-Pusher vorstellen. Aber leider nützen die besten Schlank-Pusher und die tollsten Schlank-Konzepte nicht viel, wenn wir gleichzeitig viele hinterhältige Dickmacher mit unserer Nahrung aufnehmen, die eine gezielte Gewichtsreduktion nahezu verhindern.

Hinterhältige Dickmacher
Zu diesen hinterhältigen Dickmachern zählen viele Zusatzstoffe in unseren Lebensmitteln, die unseren Stoffwechsel regelrecht blockieren und so das Abnehmen beinahe unmöglich machen. Es nützt also nicht viel, wenn wir Kalorien zählen, Sport bis zum Umfallen machen und uns mit harten Diäten quälen, wenn diese schrecklichen Dickmacher im Spiel sind. Diese Dickmacher sind tatsächlich böse Übeltäter, die nicht nur un-

serer Figur, sondern auch unserer Gesundheit und unserem Wohlbefinden schaden. Ich werde Ihnen diese Übeltäter vorstellen, damit Sie künftig darauf verzichten können. Wenn Sie auf diese schlimmen Zusatzstoffe in der Nahrung achten und bewusst darauf verzichten, dann werden Sie viel leichter abnehmen, sich rundum besser fühlen und Ihrer Gesundheit einen guten Dienst erweisen.

Neues Schlank-Konzept

Wie man nun sinnvoll abnehmen kann, darüber sind schon unzählige Bücher mit zahlreichen Methoden veröffentlicht worden. Auch ich habe mit meinem Ratgeber DIE NEUEN SCHLANK-PUSHER dazu bereits ein sehr erfolgreiches Buch veröffentlicht. Abnehmen ist sicher kein Kinderspiel, aber mit dem nötigen Wissen und etwas Disziplin kann man sein Ziel ohne Diäten-Qualen erreichen. In diesem Ratgeber möchte ich Ihnen nun mein neues Schlank-Konzept mit den neuesten wissenschaftlichen Erkenntnissen vorstellen. Wenn Sie künftig die bösen Dickmacher vermeiden, intelligente Schlank-Pusher gezielt einsetzen und sich mit etwas mehr Sachverstand ernähren, dann werden Sie überflüssige Pfunde ohne Verzicht auf Genuss reduzieren können.

Slimmies statt Smoothies

Momentan sind ja Smoothies in aller Munde. So habe ich mir ebenfalls einen Hochleistungs-Mixer zugelegt und selbst experimentiert. Ehrlich gesagt: mich hat der Smoothie-Wahn nicht gepackt. Aber ich habe die Smoothies zu meinen persönlichen Schlankmachern weiterentwickelt. Ich nenne meine köstlichen Schlank-Smoothies ganz einfach Slimmies (englisch: slim = schlank), weil sie eine Kombination aus bewährten Smoothies mit hochwirksamen Schlank-Pushern sind, die eine Gewichtsreduktion deutlich fördern. Slimmies sind spezielle Schlank-Smoothies mit besonderer Wirkung: sie helfen beim Abnehmen, straffen Figur und Haut und sorgen obendrein für glänzende Haare und feste Fingernägel. Das ist aber beileibe noch nicht alles. Lassen Sie sich von der wundervollen Wirkung meiner Slimmies überraschen.

Anti-Fett-Waffe gegen Fettpolster

Lernen Sie mein neues Schlank-Konzept kennen und lieben. Und als ganz besonderes Extra möchte ich Ihnen zum guten Schluss noch einen fantastischen Fettkiller vorstellen, mit welchem Sie Ihr Fett ganz gezielt behandeln können: hartnäckige Fettdepots an Bauch, Hüfte, Po und Oberschenkeln kriegen jetzt ihr Fett weg. Bei meinen eigenen Experimenten mit dieser Anti-Fett-Waffe war ich selbst sehr verblüfft, wie einfach das funktioniert. Bringen auch Sie mit dieser simplen Methode Ihre Fettpolster zum Schmelzen. Ich freue mich sehr, Ihnen diese einfache Methode erklären zu dürfen. Auch Sie werden sicher von der wundervollen Wirkung verblüfft sein. Lassen Sie sich überraschen.

Jetzt wünsche ich Ihnen zunächst einmal viel Freude beim Lesen dieses Ratgebers und dann natürlich

viel Erfolg beim Abnehmen und alles Gute.

Ihre

Vanessa Halen

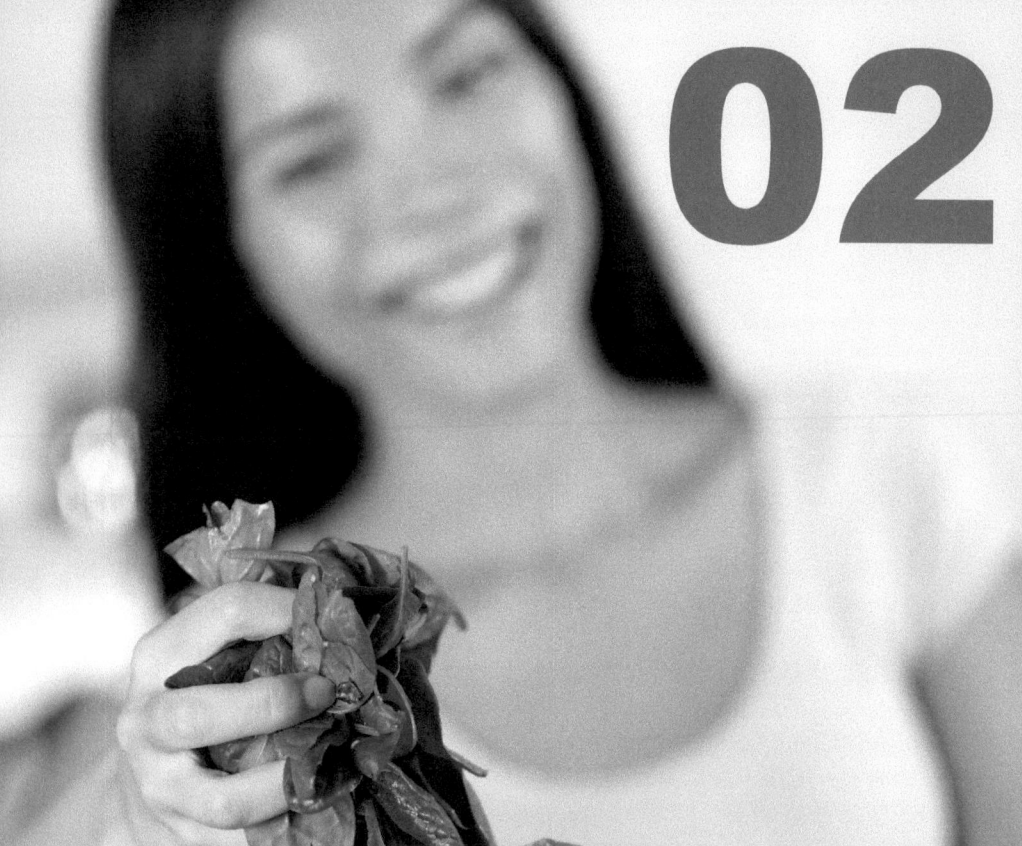

02

Turbo-Mixer ist angesagt

Von schrecklichen Erfahrungen

über interessante Erkenntnisse

bis zum neuen Schlank-Konzept

Turbo-Mixer ist angesagt

Von schrecklichen Erfahrungen über interessante Erkenntnisse bis zum neuen Schlank-Konzept

Da haben wir den Salat: frisch gemixt als Smoothie zum Trinken. Auch Gemüse und Obst werden in einen Turbo-Mixer gesteckt und zu feinen Smoothies verarbeitet. Selbstverständlich bin auch ich nicht um diesen Smoothie-Hype herum gekommen. Ich habe mir ebenfalls einen sogenannten Hochgeschwindigkeits-Mixer zugelegt, um selbst zu testen, was es denn nun mit diesen legendären Smoothies auf sich hat.

Schreckliche erste Erfahrungen
Da habe ich dann frei Schnauze Obst, Gemüse und Salat in meinen Mixer gesteckt und fleißig im Turbomodus zerhäckselt. Ruckzuck hatte ich dann ziemlich intensiv riechende Smoothies, die auch so schmecken: einfach nur widerlich. Brennend-scharf, dass ich mir fast die Mundschleimhaut verätzt habe, fürchterlich stinkend, dass ich mir zum Trinken schon fast die Nase zuhalten musste. Und dann die Wirkung: Grummeln im Bauch und Mega-Blähungen bis zum Abwinken – oder besser: bis zum Abheben. Das sollten also die Smoothies sein, die die ganze Welt so irre liebt? Puh, da konnte doch etwas nicht stimmen.

Bitte nur mit Rezept
Ja, richtig: die Menschen sind nicht alle so bekloppt wie ich und stecken alles Grünfutter in ihren Mixer, um anschließend so abhebende Erlebnisse zu haben. Smoothie-Liebhaber kennen natürlich erprobte Rezepte aus den unzähligen Büchern, die es überall zu kaufen gibt. Und diese Rezepte sind wohl der Schlüssel zum Smoothie-Erfolg.

Einfach ist besser
Also habe ich mir auch Smoothie-Literatur zugelegt und streng nach Rezepten meine Superdrinks gemixt. Manche Smoothies schmeckten mir, andere nicht. Was mich aber am meisten gestört hat, das waren die irre

vielen Zutaten, die man für manchen Smoothie so benötigt. Das hat mir leider gar nicht gepasst. Schließlich habe ich weiter experimentiert und wesentlich einfachere Smoothie-Varianten gemixt – mit wenigen, aber sehr guten Zutaten. Diese Simpel-Smoothies waren ratzfatz fertig und auch noch sehr lecker.

Smoothies mit Mehrwert

Simple und leckere Smoothies – das reichte mir aber nicht. Dafür hatte ich mir nicht den teuren Mixer gekauft. Da musste also noch etwas mehr her, ein ganz besonderer Mehrwert. Und diesen Mehrwert hatte ich schnell gefunden: einfache und leckere Smoothies mit besonderer Wirkung. Das war es dann. Ich wäre nicht ich, wenn ich keine „Wunder-Smoothies" erschaffen könnte. Smoothies für die Schönheit: gibt es doch schon. Smoothies zum Abnehmen: ja, gibt es auch. Smoothies für Gesundheit und Wohlbefinden: wofür denn sonst?

Slimmies waren geboren

Also habe ich weiter gemixt und getüftelt, probiert und experimentiert. Für irgendeinen Wunder-Smoothie musste mein Mixer doch taugen. Und siehe da: ich habe ihn gefunden, den Super-Mix der Superlative: den Schlank-Schön-Wellness-Smoothie. Oder kurz: Slimmie – so habe ich meine Kreation kurz und prägnant getauft. Aus dem Englischen „slim" für „schlank" wurde also ein Slimmie. Fertig!

Wirkungen ohne Ende

Meine Slimmies helfen aber nicht nur beim Abnehmen. Sie fördern und kräftigen den Haarwuchs (natürlich auf dem Kopf!). Sie straffen die Haut sichtbar. Sie festigen die Nägel. Sie sorgen für eine gesunde Darmflora und unterstützen eine geregelte Verdauung. Sie helfen beim Entgiften und sorgen für knackigere Körperkonturen. Sie unterstützen das Immunsystem. Sie regen den Stoffwechsel an. Sie bringen mehr Vitalität. Sie lindern sogar Gelenkprobleme und -schmerzen. Und, und, und. Liebe Slimmies, was will man mehr?

Feiner, cremiger und leckerer

Aber jetzt mal von Anfang an. Den Turbo-Mixer habe ich mir eigentlich gekauft, weil man ihm eine wundersame Wirkung nachsagt. Er soll nämlich alle möglichen Lebensmittel bis in die letzte Faser oder Zelle zerkleinern können, so wie wir es mit stinknormalem Kauen eben nicht können. In vielen Smoothie-Büchern werden die Vorteile eines solchen Hochleistungs-Mixers regelrecht ausgelobt. Turbo-Mixer mit mindestens 30.000 Umdrehungen je Minute sollen Lebensmittel wesentlich besser und feiner zerkleinern, als es ein normaler Haushalts-Mixer kann. Außerdem kommt diese feinere Zerkleinerung dem Geschmack zugute: die Smoothies werden geschmeidiger, cremiger und schmecken besser. Außerdem sollen sämtliche Vital- und Wirkstoffe aus den Lebensmitteln besser aufgeschlossen und die Nährstoffaufnahme in den Körper deutlich verbessert werden. Stimmt das?

Der Vergleich
Ich habe einfach mal einen Test mit meinem Lieblings-Slimmie gemacht. Darin sind u.a. ein kompletter Apfel mit Kerngehäuse und Kernen, natürlich in Stücke geschnitten, Leinsamen, Haferflocken und weitere Zutaten enthalten. In meinem Turbo-Mixer wird daraus ein leckerer und äußerst cremiger Slimmie zum Verlieben. Keine Spur vom Apfelkerngehäuse, keine Kerne, keine Leinsamen und Co. Einfach nur ein cremig-leckerer Slimmie.

Turbo-Mixer gegen Haushalts-Mixer
Mein normaler Haushalts-Mixer kriegt die Zutaten nicht wirklich mikroklein. Auch nicht nach längerer Mixzeit. Im Slimmie spürt man noch deutlich Spelzen vom Apfelkerngehäuse, die Kerne und Samen sind auch nicht richtig zerkleinert. Insgesamt ist mein Lieblings-Slimmie aus dem normalen Mixer nicht so schön cremig und geschmeidig, er schmeckt auch leider nicht so gut wie aus dem Turbo-Mixer. Das Mundgefühl ist irgendwie sandig, knirschig und unangenehm. Nein, nicht gut.

Turbo ist besser
Ganz klar: der Vergleich fällt zugunsten des Hochleistungs-Mixers aus. Der macht wirklich alles kurz und klein, besonders cremig und geschmeidig – und wirklich sehr köstlich. Wenn man also auch die positiven Inhaltsstoffe aus Kernen, Samen und anderem Grobzeug aus Lebensmitteln bewusst nutzen möchte, dann braucht man unbedingt einen solchen Turbo-Mixer mit mindestens 1.000 Watt und 30.000 Umdrehungen je Minute oder besser. Der Kauf eines Turbo-Mixers lohnt sich also wirklich in jeder Hinsicht.

Kauen oder mixen

Nun stellt sich aber die Frage, ob denn unser Organismus mehr davon hat, wenn man Lebensmittel im Turbo-Mixer zerkleinert und diese so verzehrt. Reicht es nicht aus, wenn wir unsere Lebensmittel gut kauen? Die Antwort liegt eigentlich klar auf der Hand: Kein Mensch kann seine Nahrung so fein zerkauen wie ein Turbo-Mixer diese zerkleinern kann. Zwar leistet unser Verdaungstrakt mit seinen Verdauungssäften nach dem Kauen noch eine ordentliche Arbeit, um die Nähr- und Vitalstoffe aus der Nahrung möglichst gut aufzuschließen und zu verwerten, aber ich bin mir sicher: der Turbo-Mixer kann es noch etwas besser.

Der Mais-Test

Bei bestimmten Lebensmitteln kann man sogar nach dem Verdauungsprozess sehen, dass sie nicht besonders gut aufgeschlossen oder verwertet wurden. Machen Sie doch einfach mal einen Test: Bereiten Sie sich einen reinen Maissalat (Mais aus der Dose) mit z.B. Joghurtdressing zu. Sie können die zarten Maiskörner noch so sehr kauen und kauen, am Ende werden Sie feststellen: die Maiskörner sind im Stuhlgang fast noch komplett zu erkennen. Hätten Sie die Maiskörner durch den Turbo-Mixer gejagt und sich einen Smoothie daraus bereitet, dann würden Sie nicht ein Maiskörnchen in Ihrem Stuhlgang mehr wiederfinden. Alles klar? Ja, ich weiß, das ist kein Test für übersensible Menschen, aber er zeigt nun einmal die Fakten.

Der TV-Test

In einem Fernsehbericht habe ich dagegen gesehen, dass es keinen Unterschied macht, ob man Lebensmittel zerkaut oder gemixt verzehrt. Dabei hat man Probanden nach dem Kau-Verzehr und nach dem Mix-Verzehr von Lebensmitteln Blut abgenommen und festgestellt, dass der Folsäure- und Vitamin-C-Gehalt im Blut nach dem Kauen oder Mixen gleich hoch ist. Schön, mein lieber Bericht. Aber diese beiden Vitamine kann der Verdauungstrakt nun mal ganz alleine aus der Nahrung sehr gut verwerten. Wie es aber mit Fasern und weiteren „Feststoffen" aussieht, das zeigt nun mal mein Mais-Test. Und da kann nun mal der Turbo-Mixer eindeutig mehr aus unserer Nahrung rausholen. Leider werden uns in den Medien häufiger solche minderwertigen Berichte abgeliefert, möglicherweise auch von der Industrie gesponserte und manipulierte Berichte. Machen Sie sich einfach immer selbst ein Bild von den Dingen.

Kein Schnitzel zum Schlürfen

Nun kennen wir die Vorteile eines Turbo-Mixers: Lebensmittel werden feinst zerkleinert, Nähr- und Vitalstoffe perfekt verwertbar gemacht, Smoothies werden cremiger und schmecken besser. Allerdings bin ich jetzt nicht dem Mixer-Wahn verfallen, dass ich künftig auch Schnitzel und Fritten durch den Mixer jagen würde. Da hört der Spaß bei mir auf. Vielleicht später mal, wenn meine Beißerchen den Geist aufgeben – dann freue ich mich möglicherweise auf einen deftigen Braten mit Kartoffeln und Rotkohl zum Schlürfen. Bon appetit!

Idee wird zum Konzept

Inzwischen hatte ich schon ziemlich viel gemixt und gekostet, bis mir die Idee kam: Warum soll ich nicht den Turbo-Mixer nutzen, um damit köstliche Schlank-Smoothies – eben meine Slimmies – zu entwickeln? Viele meiner Schlankmacher aus meinem Ratgeber DIE NEUEN SCHLANK-PUSHER eignen sich ideal zur Verwendung in meinen Slimmies. Also habe ich einfach weiter experimentiert, gemixt und gekostet. Aus meinen Slimmies entwickelte ich schließlich ein neues Konzept zum Abnehmen: Die richtigen Lebensmittel und Zutaten, allerdings ohne gefährliche Zusatzstoffe und Dickmacher, ergeben die Basis für mein neues Schlank-Konzept.

03

Versteckte Dickmacher

Wie böse Zusatzstoffe

in unseren Lebensmitteln

uns dicker und dicker machen

Versteckte Dickmacher

Wie böse Zusatzstoffe in unseren Lebensmitteln uns dicker und dicker machen

Die Ernährung ist bereits umgestellt. Kalorien werden mühsam gezählt. Und Sport steht nun schon eine ganze Weile auf dem täglichen Stundenplan. Trotzdem hält sich das Fett hartnäckig auf den Hüften, an Bauch und Po. Trotz aller Qualen ist kaum ein Pfund gepurzelt. Da nützen auch die scheinbar genialsten Diäten nichts. Und die harte Disziplin ist auch fast wieder vergessen, weil die Tortur mit dem Abnehmen sowieso nichts bringt.

Dicker und dicker
Wir werden immer dicker, obwohl wir doch so sehr auf unsere Ernährung achten und regelmäßig Sport treiben. Warum ist das nur so? Nun, es gibt viele Faktoren, die unser Körpergewicht beeinflussen – positive wie negative. Ernährung und Sport alleine sind dabei nicht der ultimative Schlüssel zur Traumfigur. Dazu gehören schon einige Dinge mehr.

Ballaststoffe sind wichtig
Wenn man schon seine Ernährung umstellt, dann sollte man auch darauf achten, dass man genügend Ballaststoffe mit der Nahrung aufnimmt. Ballaststoffe unterstützen das natürliche Sättigungsgefühl und fördern eine gesunde Verdauung. Am besten eignen sich Vollkornprodukte, Gemüse und Obst mit einem natürlich hohen Ballaststoffgehalt. Man kann seine Ernährung im Bedarfsfalle auch mit Ballststoff-Präparaten direkt aufwerten: Leinsamen, Weizenkleie und Co eignen sich perfekt, um die Nahrung sinnvoll mit Ballaststoffen zu ergänzen.

Verdauungsprobleme behandeln
Wer bereits Probleme mit der Verdauung hat, der kann zwar mit Ballaststoffen eine gesunde Verdauung unterstützen, aber oft reicht das nicht aus. Häufig ist die gesunde Darmflora durch Medikamente wie z.B. An-

tibiotika gestört, wodurch eine geregelte Verdauungstätigkeit behindert wird. Aber auch zuviel Zucker, Milchprodukte und blähende Hülsenfrüchte können die Verdauung negativ beeinflussen. Man sollte also nicht vergessen: Unsere Gesundheit fängt mit einem gesunden Darm an – und so sollte man bewusst auf seine Darmgesundheit achten.

Viel Trinken ist Pflicht
Unsere Entgiftungsorgane Leber, Nieren und Darm können nicht ordentlich arbeiten, wenn wir sie regelrecht auf dem Trockenen sitzen lassen. Sie brauchen viel Flüssigkeit, am besten natürlich Wasser, um den Entgiftungsprozess in unserem Körper voranzutreiben. Giftstoffe im Körper lähmen unseren Stoffwechsel und damit auch den Fettabbau. Noch schlimmer: Wenn Leber, Nieren und Darm nicht ordentlich arbeiten, dann werden wir immer dicker und dicker, weil sich immer mehr Fett und Schlackenstoffe im Gewebe ansammeln. Also: Trinken nicht vergessen!

Erholsamer Schlaf
Abnehmen im Schlaf – das ist kein blöder Spruch. Während des Schlafes schüttet unser Gehirn wichtige Wachstumshormone aus, die den Fettstoffwechsel ankurbeln und dafür sorgen, dass wir am nächsten Morgen mit neuer Energie wieder aufwachen. Unser Immunsystem erhält über Nacht wieder Power für den anstehenden Tag. Deshalb sollte man alles für einen erholsamen Schlaf tun: ein gutes Bett mit entsprechenden Matratzen, ein dunkles und ruhiges Schlafzimmer und genügend Entspannung vom stressigen Alltag vor dem Zubettgehen fördern einen erholsamen Schlaf.

Stress als Top-Killer
Und damit sind wir beim schlimmsten Feind unserer Figur: Stress. Ob im Beruf oder im Privatleben, Stress ist ein echter Figurkiller und böser Krankmacher. Durch Stress wird im Körper das sogenannte Stresshormon Cortisol freigesetzt, was den Abbau von Muskelgewebe fördert und den Fettabbau hemmt. Stress ist also ein echter Dickmacher. Dauerstress macht aber nicht nur dick, sondern auch krank. Viele Zivilisationskrankheiten gehen auf das Konto von Stress. Deshalb ist es immer wichtig, einen Ausgleich zum stressigen Alltag zu finden: Entspannung mit einem guten Buch oder bei schöner Musik sind gute Beispiele.

Böse Zusatzstoffe

Wenn Sie bereits auf die vorstehenden Punkte achten, dann ist fast alles in Ordnung. Aber auch nur fast. Denn es gibt in Sachen Ernährung noch sehr viele heimtückische Fallen, die eine gewünschte Gewichtsreduktion behindern. Das Zauberwort heißt: Zusatzstoffe. Böse Zusatzstoffe in unseren Lebensmitteln stören natürliche Stoffwechselabläufe in unserem Körper und machen uns leider immer dicker. Da können wir noch so sehr auf Kalorien und eine offenbar ausgewogene Ernährung achten – wenn diese bösen Zusatzstoffe im Spiel bzw. in der Nahrung sind, dann haben wir schlechte Karten beim Abnehmen.

Gehirn als Schaltzentrale

Unser Gehirn ist die Schaltzentrale unseres Körpers. Es steuert sämtliche Stoffwechselfunktionen. Um korrekt arbeiten zu können, benötigt unser Gehirn viel Energie in Form von Glukose. Glukose kennen wir alle unter dem Namen Traubenzucker. Dieser Traubenzucker ist der Brennstoff für unser Gehirn. Obwohl unser Gehirn nur etwa 2 Prozent unseres Körpergewichts ausmacht, benötigt es jedoch rund 50 Prozent des gesamten Glukosebedarfs. Das zeigt, wieviel Energie allein unser Gehirn benötigt, um korrekt zu schalten und zu walten. Ohne Traubenzucker bzw. Glukose würde unser Gehirn in den Energienotstand geraten und uns dazu bringen, mehr zu essen.

Fieses Täuschungsmanöver

Nun enthalten aber viele unserer Lebensmittel, vor allem industriell verarbeitete Lebensmittel, Zusatzstoffe, die den Geschmack, die Konsistenz und das Aussehen verbessern. Geschmacksverstärker, Verdickungsmittel und Aromastoffe zählen zu den fiesesten Täuschungsmanövern der Lebensmittelindustrie überhaupt. Diese Zusatzstoffe verändern die natürlichen Informationen in den Lebensmitteln und täuschen unser Gehirn, so dass die normale Appetit-Sättigungs-Regulierung massiv gestört wird. Zum Beispiel schmecken geschmacksverstärkte Lebensmittel so gut, dass in unserem Gehirn das Sättigungssignal einfach ausgeschaltet wird. Wir essen demnach weiter und weiter. Wir können sprichwörtlich den Hals nicht voll genug bekommen. Geschmacksverstärker und viele weitere böse Zusatzstoffe in Lebensmitteln sorgen schließlich dafür, dass wir immer dicker und dicker werden. Grund genug, diese Zusatzstoffe einmal genauer unter die Lupe zu nehmen.

1. Geschmacksverstärker

Kartoffelchips, Tütensuppen, Fix-Saucen, Wurst und viele tausend weitere Lebensmittel schmecken uns nur deshalb so unglaublich gut, weil sie den Geschmacksverstärker Natriumglutamat enthalten. Glutamat wird von der Lebensmittelindustrie sozusagen als Wunderwaffe für den guten Geschmack eingesetzt. Selbst Lebensmittel mit schlechten Inhaltsstoffen können so geschmacklich ganz nach vorne gebracht werden.

Suchtmittel für den guten Geschmack

Die Wissenschaft weiß: Glutamat ist ein Suchtmittel, welches dank seiner kleinen Moleküle die Blut-Hirnschranke überwindet und im Stammhirn ein echtes Chaos anrichtet. Es verringert die Ausschüttung des Schlankheitshormons Leptin und erzeugt künstlich Appetit. Das Sättigungszentrum im Gehirn wird ausgeschaltet, weshalb wir immer mehr essen. Obwohl wir längst satt sein müssten, essen wir mehr, mehr, mehr. Selbstverständlich setzt die Lebensmittelindustrie Geschmacksverstärker bewusst ein, um einerseits einen möglichen faden Geschmack ordentlich aufzupeppen und andererseits, um Profit zu machen. Die Lebensmittelhersteller wollen, dass wir fressen bis zum Umfallen.

Täuschung mit Synonymen

Längst aber sollten Verbraucher wissen, dass diese Geschmacksverstärker so gefährlich sind. Deshalb achten viele Menschen inzwischen auch auf die Zutatenliste von Lebensmitteln. Oft werben Hersteller sogar mit fetten Aufdrucken, dass kein Geschmacksverstärker enthalten ist. Aber die Hersteller sind ja nicht blöde, und so tarnen sie die bösen Geschmacksverstärker unter den Begriffen Hefeextrakt oder Würze. Hefe oder Würze sind so etwas wie ein legales Synonym für Geschmacksverstärker – aber das ist vielen Verbrauchern immer noch nicht bekannt. Und so futtern wir immer schön weiter, weiter und weiter. Bis wir schließlich aus allen Nähten platzen, fett und krank sind.

Zutatenliste lesen

Wer auf das Suchtmittel Geschmacksverstärker bewusst verzichten will, der muss unbedingt die Zutatenliste von Lebensmitteln lesen. Steht Mononatriumglutamat, Glutaminsäure, Hefeextrakt, Würze oder die Kennzeichnung E 620 in der Liste – Finger weg! Dieses Lebensmittel macht Sie nur unnötig süchtig nach mehr, mehr, mehr und zudem fett und krank.

2. Süßstoffe

Wer abnehmen will, der möchte natürlich auch Kalorien sparen. Was liegt also näher, als jede Menge Kalorien aus Zucker durch Süßstoffe wie Cyclamat oder Aspartam zu ersetzen. Aber leider lässt sich das Leben, und vor allem das Abnehmen, durch Süßstoffe nicht versüßen.

Energienotstand im Gehirn

Süßstoffe haben einen Fehler: sie täuschen dem Gehirn einen Energieschub in Form von Zucker vor, der dann allerdings ausbleibt. Das Gehirn gerät in den Energienotstand und befiehlt seinem Besitzer: essen – aber sofort! Durch Süßstoffe werden also regelrecht Heißhungerattacken ausgelöst. Folglich futtern wir völlig ohne Kontrolle, bis das Gehirn zufrieden ist – und wir wieder mal ein paar Pfunde mehr auf den Rippen haben.

Cyclamat macht fett

Cyclamat steckt in vielen Diät-Produkten, Drinks, Desserts & Co. Außerdem enthalten die üblichen Süßstoff-Tabletten und Flüssigsüßmittel den Süßstoff Cyclamat. Der süße Geschmack dieses Süßstoffs provoziert das Gehirn und veranlasst eine entsprechende Insulin-Ausschüttung. Insulin wiederum gilt auch als das Fettspeicher-Hormon, was schon erklärt, dass Cyclamat fett macht. Zudem gewöhnen sich unsere Geschmacksnerven an die Cyclamat-Süße, weshalb wir eine Abneigung gegen natürlich süße Lebensmittel entwickeln. Cyclamat bringt uns also dazu, immer stärker zu süßen, was wiederum die Folge hat, dass unser Insulinspiegel dauerhaft in die Höhe getrieben und Fett an den typischen Stellen wie Hüfte, Bauch und Po eingelagert wird.

Aspartam ist gefährlich

Der Süßstoff Aspartam wird bevorzugt von der Industrie in Diät-Softdrinks eingesetzt. Eine Cola ohne Kalorien ist doch super – aber leider nur für das Gewissen, nicht für die Figur. Aspartam ist etwa 200-mal süßer als normaler Zucker. Der süße Geschmack verspricht dem Gehirn Energie, aber diese wird nicht geliefert. Heißhungerattacken sind die Folge. Noch schlimmer: Aspartam wird im Körper zu Aspartat verstoffwechselt, was unsere Gehirnzellen beschädigen kann. Aspartam zählt deshalb zu einem Risikofaktor für neurodegenerative Erkrankungen wie Alzheimer oder Parkinson. In Laborversuchen konnte sogar nachgewiesen werden, dass Aspartam krebserregend wirkt.

3. Fruktose

Natürlicherweise kommt besonders viel Fruktose in Obst und Früchten vor. Daher lautet der deutsche Begriff schließlich Fruchtzucker. Auch viele Diät-Produkte sind mit Fruktose gesüßt. Die Süßungskraft von Fruktose ist vergleichbar mit der Süße von Haushaltszucker. Was aber so natürlich wie Fruchtzucker, Fruchtsüße, Apfelfruchtsüße oder Fructose-Sirup klingt, hat einen unerfreulichen Haken: Fruchtzucker macht hungrig und dick.

Süße ohne Sättigung

Der natürliche Fruchtzucker trickst die Appetit-Sättigungs-Funktion aus: Normaler Zucker bzw. Glukose veranlasst das Gehirn zur Ausschüttung des Sättigungshormons Leptin. Wenn das Gehirn also genügend Energie aus Zucker oder Glukose erhalten hat, meldet es das typische Sättigungssignal. Anders ist dies bei der Fruktose. Das Gehirn ignoriert Fruchtzucker als Energiequelle. Obwohl wir durch den natürlichen Fruchtzucker viele Kalorien aufnehmen, bleibt unser Appetit unverändert bestehen. Wir essen also einfach immer mehr, ohne richtig satt zu werden.

Fruchtzucker als Risiko

Jüngste Forschungsergebnisse zeigen, dass ein gesteigerter Konsum von Fruchtzucker mit Übergewicht und Bluthochdruck in Zusammenhang steht. Daraus entstehen letzlich wieder typische Volkskrankheiten wie Diabetes, Schlaganfall oder Herzinfarkt. In vielen Diät-Produkten für Diabetiker wurde sogar normaler Zucker durch Fruchtzucker ausgetauscht, bis man schließlich die negativen Auswirkungen von Fruchtzucker auf unsere Gesundheit eindeutig festgestellt hat. Süßkram wie Schokolade mit Fruchtzucker ist demnach eindeutig schädlich für unsere Gesundheit – nicht nur für Diabetiker.

Natürlich ist nicht immer gesund

Wer abnehmen möchte, der sollte auf Lebensmittel verzichten, die mit Fruchtzucker gesüßt sind. Auch natürliche Lebensmittel mit einem hohen Fruktosegehalt sollte man in diesem Falle möglichst meiden, selbst wenn sie als gesund beschrieben werden: z.B. Bananen, süße Äpfel, Kirschen und Trockenobst enthalten besonders viel Fruchtzucker. Hier hilft es, wenn man sich über den Fruchtzuckergehalt in Lebensmitteln schlau macht. Also: erst lesen, dann verzehren!

4. Aromastoffe

Wenn Essen besser schmecken soll, dann kommen häufig Aromastoffe ins Spiel. Was besonders gut schmeckt, das wird auch besonders häufig verzehrt und gekauft. Das gilt für fast alle Fertigprodukte. Neben Natriumglutamat als Geschmacksverstärker kommen fast regelmäßig Aromastoffe zur Aufwertung des Geschmacks zur Anwendung. Aber leider sind diese Aromastoffe in den meisten Fällen nicht natürlich und haben dementsprechend unnatürliche Nebenwirkungen.

Künstlich oder naturidentisch

Ob künstliche oder naturidentische Aromastoffe – Aromen werden von der Lebensmittelindustrie immer dann eingesetzt, um den Nahrungsmitteln einen überzeugend guten Geschmack und Geruch zu verleihen. Naturidentisch heißt hierbei allerdings nicht natürlich, sondern synthetisch im Labor nachgebaut. Oft werden mit Aromen Produkte aus minderwertigen Rohstoffen aufgepeppt oder Herstellungsverfahren kaschiert, die den Geschmack negativ beeinträchtigen. Aromen werten also Produkte aller Art – egal von welcher Qualität – positiv auf.

Täuschung der Verbraucher

Oft werden wir durch wohlklingende Produktnamen oder durch besonders schöne Produktabbildungen getäuscht: sowohl Namen als auch Abbildungen sollen auf hochwertige Zutaten schließen lassen. Doch statt frischem Obst und knackigem Gemüse sind die Produkte selbst nur mit Aroma- bzw. Zusatzstoffen geschönt. Hauptsache: es schmeckt uns.

Lecker macht dicker

Aromastoffe sind schließlich Geschmacksverstärker, die auch so wirken. Sie verändern, verbessern oder verstärken den Geschmack von Lebensmitteln. Aromatisierte Lebensmittel schmecken demnach so gut, dass sie den Appetit auf „Mehr" erzeugen. Über den Geschmackssinn werden wir also dazu gebracht, mehr zu essen, als wir eigentlich wollen oder müssen. Das Ergebnis: Wir essen tatsächlich mehr als nötig und werden immer dicker. Noch schlimmer: Manche Aromastoffe wie Glutamat können sogar gesundheitliche Probleme oder Allergien auslösen. Besser ist es deshalb immer, genau zu wissen, was alles genau in der Nahrung steckt und welche Inhaltsstoffe man problemlos verträgt – und welche man unbedingt meiden sollte.

5. Farbstoffe

Das Auge isst ja bekanntlich mit. Deshalb spielen Farbstoffe in unseren Lebensmitteln eine wichtige Rolle. Schöne, bunte Leckereien schmecken uns einfach besser. Die Lebensmittelindustrie färbt ihre Produkte bunt ein, damit sie auch für das Auge appetitlich aussehen. Essen und Trinken sind schließlich eine sinnliche Erfahrung, weshalb uns die Hersteller mit Aromen und Farbstoffen besondere Genüsse vortäuschen.

Hyperaktiv und unaufmerksam

Kinder lieben es extrem bunt. Auch darauf hat sich die Süßwarenindustrie eingestellt und bringt kunterbunte Süßigkeiten auf den Markt. Doch leider bergen viele Farbstoffe, vor allem sogenannte Azofarbstoffe, echte Gefahren. Azofarben können bei Kindern zu Hyperaktivität führen. Das ist inzwischen durch Studien belegt. Und wenn man sich unsere Kinder anschaut, dann scheinen wirklich zu viele von ihnen Azo-Süßkram zu naschen. Aber trotzdem färbt die Süßwarenindustrie ihre Produkte weiterhin schön bunt, selbst wenn sie nun bei Azo-Süßigkeiten einen Warnhinweis auf ihre Verpackungen drucken müssen: „Kann Aktivität und Aufmerksamkeit bei Kindern beeinträchtigen." Na, wer liest denn schon vor dem Naschen das Kleingedruckte auf den Süßwaren-Packungen?

Schön gefärbte Fertigprodukte

Nicht nur Süßwaren sind schön bunt eingefärbt. Auch Suppen, Soßen und Fertigprodukte aller Art sind für den sinnlichen Genuss optisch aufgewertet. Und nicht nur Kinder reagieren möglicherweise negativ auf Farbstoffe, auch Erwachsene können diese Buntmacher nicht einfach so verarbeiten. Von Unverträglichkeiten bis hin zu Allergien sind alle möglichen Reaktionen auf künstliche Farbstoffe beobachtet worden.

Natürlich selbst kochen

Farbstoffe für Lebensmittel müssen aber nicht immer künstlicher Herkunft sein. Immer mehr Hersteller haben ein Einsehen und färben ihre Produkte mit natürlichen Farben wie Rote-Bete-Saft, Karottensaft, Blaubeersaft, farbigen Gewürzen wie Curcuma & Co. Das ist immerhin schon mal ein erster Schritt hin zur natürlicheren Nahrung. Noch besser ist es natürlich, wenn man seine Nahrung grundsätzlich aus frischen Lebensmitteln ohne irgendwelchen Zusatz-Schnickschnack selbst herstellt oder kocht. Da weiß man schließlich, was man hat.

6. Konservierungsstoffe

Was nicht lange frisch bleibt, das wird eben haltbar gemacht – mit Konservierungsstoffen. Viele Lebensmittel können mit Konservierungsmitteln sogar Monate und noch länger genießbar bleiben, ohne zu vergammeln. Aber genießbar heißt noch lange nicht Genuss. Mit Konservierungsstoffen haltbar gemachte Lebensmittel büßen nämlich häufig am naturgetreuen Geschmack ein. Und gesund sind Konservierungsstoffe leider auch nicht gerade.

Gesundheitsstörungen möglich

Zwar versichert uns die Lebensmittelindustrie, dass die in ihren Produkten eingesetzten Konservierungsstoffe nicht gesundheitsschädlich sind, was auch durch gesetzliche Bestimmungen klar geregelt wird. Aber leider sind die als Konservierungsmittel eingesetzten Säuren, Salze und weitere Substanzen oft alles andere als gesundheitsverträglich. Viele dieser Stoffe, die mit E-Nummern oder als konkrete Bezeichnung auf der Verpackung angegeben werden müssen, können bei sensiblen Menschen heftige Gesundheitsstörungen wie Kopfschmerzen, Übelkeit oder sogar Durchfall auslösen. Noch schlimmer: sie können Allergien oder sogar Krebs hervorrufen.

Zutatenliste lesen

Wenn man also Fertigprodukte wie Tütensuppen, Fertiggerichte & Co kauft, dann sollte man stets auf E-Nummern, Begriffe wie Sorbinsäure, Benzoesäure, Natriumnitrat oder Kaliumnitrit achten. Wenn man bestimmte Stoffe auf der Packung nicht kennt, dann sollte man im Zweifel das Produkt im Regal stehen lassen und sich lieber schlau machen, was diese unbekannten Stoffe sind und welche Wirkungen diese haben. Sich schlau machen ist besser, als krank werden.

Bio und selbst gekocht

Wer auf Nummer Sicher gehen möchte, der kauft besser Bio-Produkte. Für Bio gelten strengere Vorschriften was Zusatzstoffe angeht. Bei Bio-Produkten kann man also nicht viel falsch machen. Noch besser ist es allerdings, sein Essen selbst aus frischen Zutaten zu kochen. Und wenn Lebensmittel länger haltbar sein sollen, dann ist die altbewährte Methode des Einkochens immer noch up to date. Nicht umsonst kommt das Einkochen bzw. Einwecken gerade wieder groß in Mode.

7. Guanylat

Viele Hersteller von Fertiglebensmitteln führen uns Verbraucher mit fetten Produkt-Hinweisen auf der Verpackung wie „Natur pur – ohne Zusatzstoff Geschmacksverstärker" an der Nase herum. Denn statt Glutamat enthalten solche Produkte oft Hefeextrakt mit den „integrierten" Geschmacksverstärkern Inosinat, Guanylat oder Guanylsäure. Laut Vorschrift muss dieser würzende Hefeextrakt tatsächlich nicht als Geschmacksverstärker deklariert werden. Die Wirkung ist allerdings genau so verheerend wie beim Glutamat.

Intensiver Geschmacksverbesserer

Guanylat oder Guanylsäure wird besonders in Tütensuppen, Brühwürfeln, Fertigsoßen, Chips, Pommes frites, Salzgebäck & Co eingesetzt. Alle salzigen Fertigprodukte können Guanylat enthalten, weshalb man unbedingt die Zutatenliste studieren sollte. Aber was macht Guanylat eigentlich so gefährlich? Ganz einfach: diese Substanz ist ein ausgesprochener Geschmacksverstärker und -verbesserer, der sogar wesentlich intensiver wirkt als Glutamat. Bereits kleinste Mengen reichen aus, um den Geschmack von Lebensmitteln zu verstärken oder zu verbessern.

Lecker-Schmecker-Droge

Wie Glutamat verführt uns Guanylat dazu, viel mehr zu essen, als wir eigentlich wollen. Wir futtern uns mit diesem Geschmacksaufwerter regelrecht krank bis zum Platzen. Wie eine Droge macht Guanylat süchtig. Unser Gehirn fordert schließlich immer mehr von diesem salzigen Suchtmittel in Form von ungesunden Fertigprodukten. Und wir futtern, futtern, futtern. Das beste Beispiel: bei Chips kann man nicht aufhören zu essen, bis die Tüte leer ist.

Verzicht ist besser

Guanylsäure bzw. Guanylat wird im menschlichen Körper zu Harnsäure verstoffwechselt und kann bei Personen mit Gicht heftige Schmerzsymptome auslösen. Grundsätzlich ist es also sinnvoll, verdächtige Produkte zu meiden – egal, ob man nun kerngesund ist oder nicht fetter werden möchte. Wer abnehmen will, der sollte sogar unbedingt diese versteckten Dickmacher vermeiden. Da hilft es nur, wenn man die Zutatenliste von Lebensmitteln genau studiert und im Zweifelsfall auf das betreffende Produkt verzichtet.

8. Antibiotika
Bei der Massentierhaltung werden Antibiotika eingesetzt, um bakterielle Infektionen vorzubeugen oder zu bekämpfen. Durch das beengte Zusammenleben von Schweinen, Rindern und Geflügel ist eine Infektionsgefahr extrem hoch. Seit 2006 ist der Einsatz von Antibiotika als sogenannter Leistungsförderer, um das gesunde Wachstum von Tieren zu verbessern, in der EU verboten. Zur Behandlung von erkrankten Tieren sind Antibiotika allerdings nach wie vor Standard.

Resistente Keime
Die Nebenwirkungen von Antibiotika sind bei Tier und Mensch sehr ähnlich. Durch unsachgemäßen Einsatz von Antibiotika wird die Entwicklung von resistenten Keimen gefördert, die letztlich zu Erkrankungen führen, die kaum mehr behandelbar sind oder sogar zum Tode führen. Außerdem killen Antibiotika die gesunde Darmflora: das ausgewogene Verhältnis von „guten" zu „schlechten" Darmbakterien wird zerstört. Werden zuviele nützliche Bakterien durch Antibiotika gekillt, stört das den gesamten Stoffwechsel und die Hormonregulation.

Rückstände in der Nahrung
Sogar Obst, Gemüse, Feldfrüchte und Getreide können Rückstände von Antibiotika enthalten, weil Gülle häufig als „natürlicher" Dünger eingesetzt wird. Leider kann niemand zu 100 Prozent bestätigen, dass die Exkremente aus der Tierhaltung absolut frei von Antibiotika sind. Und selbst wenn wir Menschen bei einer Erkrankung Antibiotika schlucken, scheiden wir diese wieder aus. Und über die Toilette gelangen diese Medikamente schließlich ins Wasser.

Von Durchfall bis Übergewicht
Der Mensch entwickelt häufig nach einer Antibiotika-Therapie Krankheitssymptome wie Durchfall, Schmerzen oder deutliche Gewichtszunahme, die nur schwer behandelbar sind. Das Tier wird irgendwann geschlachtet und landet auf unserem Teller. Fleisch, Milch, Eier und sämtliche daraus hergestellten Lebensmittel können dann Antibiotika-Rückstände enthalten, die wir dann wiederum mit dem Essen aufnehmen. Die Lösung: weniger tierische Produkte essen und Bio-Produkte kaufen. Bei der Produktion von Bio-Lebensmitteln herrschen strengere Regeln in der Verwendung von Zusatzstoffen, Antibiotika, Pestiziden & Co.

9. Plastik

Plastik ist in aller Munde – und das im wahrsten Sinne des Wortes. Wenn Sie wüssten, wieviel Plastik-Substanzen Sie mit Ihrer Nahrung tatgtäglich aufnehmen, dann würde Ihnen übel werden. Und das ist schon schlimm genug. Aber zusätzlich machen diese Plastik-Substanzen noch krank und dick.

Bisphenol A

Die Rede ist hier von Bisphenol A und Phthalaten. Diese Stoffe kommen in Plastik vor und „verseuchen" unsere darin abgepackten Lebensmittel. Bisphenol A, kurz BPA, kommt in Beschichtungen von Plastikbehältern bzw. -flaschen, Getränke- und Konservendosen vor. Aus dieser Beschichtung kann das BPA in die Nahrung übergehen und dafür sorgen, dass das Hormon Adiponectin unterdrückt wird. Damit bringt dieser Plastikstoff unser Hormonsystem aus dem Gleichgewicht – mit allen möglichen Folgen: Diabetes Typ 2, Herz-Kreislauf-Erkrankungen, Übergewicht bzw. Adipositas bis hin zu Krebs. Besonders gravierend schlimm kann sich BPA auf das Ungeborene bei Schwangeren und bei Kindern auswirken. Die kompletten möglichen Gesundheitsstörungen sind aber längst noch nicht alle aufgedeckt.

Phthalate

Phthalate sind sogenannte Weichmacher in Plastikstoffen. Sie kommen zum Beispiel häufig in Folien, Tüten, Deckeln und Spielzeug aus Kunststoff vor. Auch Phthalate sind nicht fest mit dem Kunststoff verbunden und können bei Kontakt in die Lebensmittel oder über die Haut in den Körper gelangen. Phthalate wirken wie Hormone und stören ebenfalls das eigene Hormonsystem mit fatalen Folgen: Unfruchtbarkeit, Heißhunger, Fettsucht, Diabetes, Herz-Kreislauf-Erkrankungen, Aufmerksamkeitsdefizitstörung bei Kindern und viele typische, hormoninduzierte Erkrankungen mehr.

Besser Glas oder Papier

Wer auf Nummer Sicher gehen will, der sollte keine Lebensmittel in Plastik kaufen, nicht in Plastikfolie oder in Plastikbeuteln verpacken und überhaupt: den Kontakt von Lebensmitteln und Getränken mit Plastik komplett vermeiden oder wenigstens stark einschränken. Alternativen: Verpackungen aus Glas, Pappe oder Papier.

10. Transfette

Gehärtete Fette, sogenannte Transfettsäuren oder Transfette, entstehen, wenn flüssige Pflanzenöle industriell gehärtet werden, damit sie zum Beispiel in Margarine „streichfest" werden. Außerdem entstehen Transfette beim Erhitzen über 130°C von ursprünglich gesunden Pflanzenölen mit einem hohen Anteil an ungesättigten Fettsäuren. Dadurch werden diese Fette zu echten Gesundheitskillern mit einem hohen Krankmacherpotential: erhöhte Blutfettwerte, Arteriosklerose und vor allem verstopfte Herzkranzgefäße, Bluthochdruck, Herzerkrankungen, Schlaganfall, Allergien, Krebs, Lipome (Fett-Tumore), Fettsucht und viele weitere ernste Erkrankungen gehen auf das Konto von Transfetten.

Fast Food & Co

Frittierte Produkte, Chips, Fast Food, fettige Süßwaren, Kekse, fetthaltige Brotaufstriche, Margarine, Fertiggerichte und alle möglichen industriell verarbeiteten, fetthaltigen Produkte enthalten diese gefährlichen Transfettsäuren. Erwachsene sollten täglich nicht mehr als 2 bis 3 Gramm Transfette zu sich nehmen, um das Risiko einer typischen Erkrankung in Schach zu halten. Allerdings nehmen Menschen, die viele transfettreichen Lebensmittel verzehren, bereits wesentlich größere Mengen dieser fettigen Giftbomben auf. Burger, Pommes & Co lassen schön grüßen – der derbe (Rück)Schlag(anfall) kommt hinterher.

Bewusster ernähren

Was kann man also tun, um den Verzehr von Transfetten zu verringern oder gar zu vermeiden? Ganz einfach: Wenn auf der Zutatenliste „gehärtete Pflanzenfette" steht, dann ist diese giftige Fettbombe im entsprechenden Lebensmittel enthalten. Je weiter vorne in der Liste diese Zutat steht, umso mehr ist von diesem Giftzeug enthalten. Und sonst? Einfach weniger Burger, Pommes, fettige Backwaren & Co verzehren und bei der eigenen Zubereitung auf die richtigen Fette achten, die zum Beispiel ideal zum Braten und Backen geeignet sind.

Was auch immer Sie essen und trinken, achten Sie bitte immer darauf, **WAS** Sie essen und trinken. Schlechte Lebensmittel mit schlechten Zutaten können Ihre Figur und Ihre Gesundheit ruinieren. Lassen Sie sich nicht von Geschmack, Aroma und Aussehen verführen, achten Sie lieber auf eine gesunde Ernährung mit guten Zutaten.

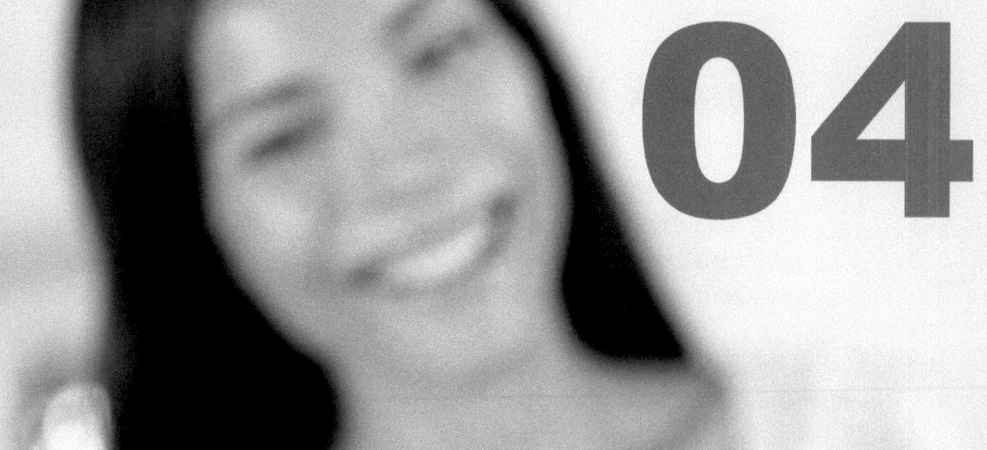

04

Schlank-Pusher 2.0

Wie die neuen Schlankmacher gleichzeitig schlanker, gesünder und schöner machen

Schlank-Pusher 2.0

Wie die neuen Schlankmacher gleichzeitig schlanker, gesünder und schöner machen

Nachdem ich Ihnen nun einige der hinterhältigsten Dickmacher vorgestellt habe, möchte ich Ihnen in diesem Kapitel eine neue Generation meiner „Schlank-Pusher" präsentieren. Die Schlank-Pusher aus meinem gleichnamigen Ratgeber von 2004 sind alle exzellente Wirkstoffe, die gezielt das Abnehmen unterstützen. Die einen reduzieren den Heißhunger, die Naschsucht oder den übermäßigen Appetit – andere regen den Stoffwechsel an oder wirken als effektive Sattmacher. Jetzt kommen meine Schlank-Pusher 2.0 – mit besonderen Wirkungen auf breiter Ebene.

Effektive Breitband-Wirkung

Bei meinen neuen Schlank-Pushern 2.0 heißt nun das Motto: abnehmen und gleichzeitig gesünder und schöner werden. Werden Sie schlanker und freuen Sie sich gleichzeitig über eine schönere und glattere Haut, über kräftigere Haare und festere Nägel und letzlich über ein rundum herrliches Wohlgefühl in Ihrem neuen Körper. Klingt toll? Ist toll! Wenn Sie künftig die bösen Dickmacher meiden und meine neuen Schlank-Pusher vernünftig einsetzen, dann sollte Ihnen das Abnehmen viel leichter fallen und mehr Freude bereiten. Selbstverständlich können Sie auch die Schlank-Pusher aus meinem Ratgeber von 2004 verwenden.

Sinnvolle Zusatzwirkungen

Viele der Schlank-Pusher 2.0 sind zwar nicht neu, aber wenn man diese gezielt und intelligent einsetzt, ergeben sich mehrfache Zusatzwirkungen. Bei manchen dieser Schlank-Pusher 2.0 kommt es darauf an, zu welcher Zeit – ob morgens oder abends, vor oder nach einer Mahlzeit – man diese verwendet oder wie man diese am sinnvollsten zubereitet und einsetzt. Einfach nehmen – und gut: das passt hier nicht. Lernen Sie nun diese Top-Schlank-Pusher genauer kennen.

1. Inulin

Inulin ist ein sogenannter präbiotischer, löslicher Ballaststoff, der vor allem in eher bitteren Pflanzen wie Chicorée, Schwarzwurzeln oder Artischocken vorkommt. Da wir jedoch viel zu selten diese Pflanzen auf unserem Ernährungsplan stehen haben, ist es vielfach sinnvoll, mit Inulin unsere Nahrung zu ergänzen.

Löslicher Ballaststoff

Inulin ist ein weißes Pulver, das aus der Chicoréewurzel hergestellt wird. Es ist in Wasser löslich und hat einen dezent süßlichen Geschmack. Gerne verwendet die Nahrungsmittelindustrie Inulin als Zusatzstoff in fettreduzierten Milchprodukten oder Joghurts, weil diese dadurch eine sahnige Cremigkeit erhalten. Man kann natürlich auch selbst Milchprodukte mit Inulinpulver köstlich aufwerten.

Präbiotische Wirkung

Inulin hat eine präbiotische Wirkung, das heißt, dieser Ballststoff wirkt im Darm als Futter für die guten Darmbakterien. Diese Darmbakterien sind schließlich sehr wichtig für eine gute Verdauung und für die perfekte Vitalstoffaufnahme aus der Nahrung. Wenn ein Mensch zum Beispiel eine gestörte Darmflora hat, zuviele schlechte Darmbakterien, dann kann dieser die Nahrung nicht vollwertig aufschließen. Das führt letztlich dazu, das der Körper Fett nicht korrekt verstoffwechselt, sondern in den Fettdepots ablagert. Eine gestörte Darmflora behindert also das Abnehmen und macht sogar noch dick.

Gesunde Darmflora

Abhilfe schafft hier der Ballaststoff Inulin, den man im Reformhaus, in Apotheken oder über das Internet günstig kaufen kann. Bereits ein Teelöffel Inulinpulver (etwa 10 - 15 Gramm) täglich bringt die gesunde Darmflora wieder auf Trab. Besonders Naturjoghurt lässt sich mit Inulin perfekt aufwerten: der Joghurt wird schön sahnig-cremig und schmeckt außerordentlich gut. Einfach einen Teelöffel in einem Becher Naturjoghurt gut verrühren. Außerdem werden die natürlichen Milchsäurebakterien im Joghurt gestärkt und können im Darm besser „arbeiten". Man kann Inulin aber auch in Saft oder Tee einrühren – Hauptsache ist, man tut seiner Darmflora etwas Gutes. Und eine gesunde Darmflora hilft beim Abnehmen und sorgt zudem für eine reinere, schönere Haut.

2. Laktobakterien

Wenn die Bakterien-Kultur (Mikrobiom) im Darm (Darmflora), auf der Haut (Hautflora) oder in anderen Körperteilen wie Mund oder Genitalien aus dem Gleichgewicht geraten ist, dann spielt der Organismus verrückt. Das Verhältnis von „guten" zu „schlechten" Bakterien entscheidet darüber, ob unsere Organe peferkt funktionieren und wir schließlich gesund oder krank sind.

Gesunde Darmflora

Eine gesunde Darmflora ist sehr wichtig für die Verdauung unserer Nahrung. Wertvolle Vitalstoffe können nur dann aus der Nahrung aufgeschlossen werden, wenn genügend „gute" Bakterien (Bacteroides) im Darm vorhanden sind. Diese Bacteroides sind auch verantworlich dafür, dass wir bei ausreichender Nahrungszufuhr ein Sättigungsgefühl verspüren. Sie produzieren mit den Zellen der Darmwand sogenannte Sättigungshormone, die dem Gehirn melden: ich bin satt.

Böse Bakterien machen dick

Wenn allerdings die „schlechten" Darmbakterien (Firmicutes) die Oberhand im Darm haben, dann wird die gute Arbeit der Bacteroides gestört. Das Sättigungsgefühl bleibt aus. Wir essen viel zu viel, haben ständig ein Hungergefühl. Auch andere Darmstörungen oder Krankheiten können durch diese bösen Bakterien verursacht werden.

Natürliche Probiotika

Zuviel Süßes und Fett, Fast Food sowie Antibiotika stören die Darmflora zugunsten der bösen Bakterien. Um die Darmflora wieder auf Vordermann zu bringen, ist eine Ernährungsumstellung mit viel Gemüse, Vollkornprodukten und Probiotika sehr wichtig. Probiotika sind u.a. in entsprechenden Joghurts mit speziellen Milchsäurekulturen (z.B. Bifido- und Acidophilusbakterien) enthalten. Damit kann man eine gesunde Darmflora natürlich „anfüttern". Nach einer Antibiotika-Therapie kann es sogar hilfreich sein, wenn man die gestörte Darmflora mit entsprechenden Kapseln mit Laktobakterien ins Lot bringt. Das sollte man allerdings mit dem Arzt besprechen, der das Antibiotikum verordnet hat. Ansonsten gilt: Ist der Darm gesund, freut sich der Mensch. Ein gesunder Darm steht für Gesundheit, Schönheit und für eine gute Figur. Tu deinem Darm Gutes – und er tut Gutes für dich.

3. Mariendistel

Tagtäglich sind wir zahlreichen Giftstoffen ausgesetzt, die unser Körper verarbeiten muss. Pestizide, Gifte und schädliche Zusatzstoffe in der Nahrung, Umweltgifte, Rauchen, Alkohol und Medikamente sind nur einige Giftquellen, die unseren Organismus belasten und unseren Stoffwechsel negativ beeinträchtigen. Wenn unsere Haupt-Entgiftungsorgane Leber, Nieren und Darm überlastet sind, dann belastet das schließlich auch unser Körpergewicht. Ein wirksames Mittel für eine bessere Giftentsorgung ist hier die Mariendistel.

Silymarin hilft beim Entgiften

Die Mariendistel gehört wie die Artischocke zu den Korbblütlern. Für Heilzwecke verwendet man die Früchte der Mariendistel. Diese Früchte enthalten wertvolle Proteine, fettes Öl und den Wirkstoff-Komplex Silymarin. Silymarin verhindert, dass Giftstoffe durch die Zellmembranen in die Leber aufgenommen werden. Zudem fängt es freie Radikale ab und fördert somit die Regeneration der Leber. Auf diese Weise wird eine Schädigung der Leber durch Giftstoffe deutlich vermindert – der Körper wird effektiv entgiftet.

Nutzen als Schlank-Pusher

Eine bessere Entgiftung des Körpers entlastet schließlich alle Organe. Auch der Figur leistet eine Entgiftungs-Kur wertvolle Dienste. Wenn der Organismus mit Giftstoffen zugemüllt ist, dann werden überflüssige Kilos regelrecht in den Fettdepots eingebunkert. Abnehmen ist so fast unmöglich. Wer also die Pfunde purzeln lassen möchte, der muss dazu erstmal den Weg frei machen und den Müll aus den Fettdepots entsorgen. Und genau hier leistet Silymarin einen perfekten Beitrag.

Die richtige Anwendung

Mariendistel-Kapseln mit dem Wirkstoff Silymarin gibt es rezeptfrei in Drogerien, Reformhäusern und Apotheken. Zur Dosierung sollte man sich an die Einnahmeempfehlung des jeweiligen Präparates halten. Eine Entgiftungs-Kur über vier bis sechs Wochen ist dabei ratsam – am besten zweimal jährlich. Während dieser Kur sollte man selbstverständlich auf Lebensmittel mit schädlichen Zusatzstoffen, Zigaretten, Alkohol & Co möglichst verzichten. Sie werden feststellen: Mit der Entgiftung purzeln die ersten Pfunde sogar von alleine.

4. Amara

Essen ist Geschmackssache. Süßes, Saures und Salziges mögen alle, aber eine Geschmacksrichtung haben wir vom Speiseplan verbannt: Bitteres. Die Folge: Wir leiden immer öfter an Verdauungsstörungen, Erschöpfung und Immunschwäche und werden zusehends dicker und träger.

Natur contra Wohlstand

Bei unseren Vorfahren stand eine natürliche Ernährung mit frischen Gemüsen, Salaten, Wurzeln und Kräutern hoch im Kurs. Die Bitterstoffe in der Naturnahrung machen schneller satt, wodurch man automatisch kleinere Portionen verzehrt. Das war mit ein Grund dafür, weshalb unsere Vorfahren fitter, agiler und schlanker waren als wir heute mit unserer Wohlstandsernährung.

Bitter macht satt, schlank und schön

Gesunde Lebensmittel wie Schwarzwurzeln, Chicorée, Löwenzahn, Artischocken, Ingwer, Grapefruit oder Radicchio enthalten viele Bitterstoffe. Diese Bitterstoffe regen die Bildung von Verdauungssäften an und fördern damit den Fettabbau, indem sie das Fett aus der Nahrung direkt zur Fettverbrennung leiten, so dass es nicht erst an Bauch, Hüfte und Po eingelagert werden kann. Zusätzlich regen diese Bitterstoffe die Basenbildung im Körper an und sorgen somit für eine sanfte Entsäuerung. Dadurch wird der Organismus entschlackt, Giftstoffe werden abgebaut. Wer also gesund entschlacken, entgiften, abnehmen und gleichzeitig seiner Haut und Figur Gutes tun möchte, sollte täglich genügend Lebensmittel mit reichlich Bitterstoffen bei der Ernährung einplanen.

Abnehmen mit Bittertropfen

Eine einfache und effektive Methode ist die Einnahme von pflanzlichen Bittertropfen, sogenannten Amara. Diese Amara enthalten hochkonzentrierte Kräuterauszüge in ausgewogener Kombination. Normalerweise werden diese Amara als pflanzliche Medizin bei Magenproblemen und Verdauungsstörungen verwendet, wirken aber auch ausgezeichnet als Schlank-Pusher, wenn man diese nach Gebrauchsanweisung 15 Minuten vor einer Mahlzeit pur einnimmt und im Mund langsam einspeichelt. Der Geschmack ist zwar extrem bitter, aber so können die Bitterstoffe bereits über die Mundschleimhaut wirken: Der Appetit wird reduziert, die Verdauung gefördert und der Fettstoffwechsel angeregt.

5. Basenmittel

Pommes, Currywurst, Hamburger, Fast Food und Chips, Süßes & Co haben ihre bösen Schattenseiten: sie machen nicht nur dick, sondern auch müde und träge. Durch den Überfluss an Fetten, Zucker und giftigen Zusatzstoffen wird der Stoffwechsel regelrecht lahmgelegt. Erschöpfung, Müdigkeit, Stressanfälligkeit, mangelnde Konzentrationsfähigkeit und Übergewicht sind die bekanntesten Folgen. Bei dieser Überflutung mit Giftstoffen aus der Nahrung kommt das Säure-Basen-Gleichgewicht im Körper mächtig durcheinander. Der Körper wird regelrecht sauer.

Wenn der Körper sauer ist

Bei einem ständigen Säurenüberschuss greift unser Körper auf seine Mineralstoff-Reserven zurück, um die Säuren zu neutralisieren. Wichtige Mineralien wie Calcium, Magnesium oder Kalium werden dem Körper, z.B. den Knochen und Geweben, so entzogen, was man letztlich deutlich spüren kann. Man fühlt sich matt und regelrecht ausgelaugt. Auf Dauer können sich sogar ernsthafte Beschwerden einstellen: die Knochen tun einem sprichwörtlich weh und die Glieder schmerzen.

Besser essen und Tee trinken

Das Übersäuerungs-Dilemma kann man recht einfach stoppen, indem man möglichst viele basenreiche Lebensmittel verzehrt. Viel Gemüse, Obst, Vollkorn und Mineralwasser helfen dabei, die Säuren im Körper abzubauen und damit die Fettspeicherung zu reduzieren. Auch spezielle Kräuter-Tees mit z.B. Löwenzahn, Brennnessel und Birkenblättern unterstützen den Körper bei der natürlichen Entgiftung. Solche Tees werden oft als fertige Mischungen mit entsprechenden Bezeichnungen angeboten: Basentee, Entschlackungs- oder Blutreinigungstee zum Beispiel.

Basenkur mit Mineralien

In manchen Fällen kann sogar eine Basenkur hilfreich sein. In Drogerien, Apotheken und Reformhäusern werden spezielle Basenpulver und -tabletten angeboten. Im besten Falle enthalten diese Mittel eine hochwertige Mischung aus Mineralstoffen in Citrat-Form. Mit speziellen PH-Messstreifen kann man den Erfolg seiner Entsäuerung sogar kontrollieren. Diese liegen entweder den Basenmitteln bei oder werden in der Apotheke angeboten. Über die richtige Verwendung hält man sich an die Packungsbeilage oder lässt sich in der Apotheke beraten.

6. Duftstoffe

Klingt außergewöhnlich, ist aber real: Die richtigen Duftstoffe können beim Abnehmen helfen. Am Beispiel Vanille lässt sich der Effekt einfach erklären: Durch den warmen Vanille-Duft wird über das Riechzentrum das vegetative Nervensystem derart beeinflusst, dass sich im Gehirn eine Art Vanille-Sättigung einstellt. Dadurch wird automatisch das Verlangen nach Schokolade und ähnlichen Süßigkeiten deutlich reduziert. Mit weiteren Düften lassen sich auch andere Gelüste in den Griff bekommen.

Klarer Kopf gegen Fett

Pfefferminze sorgt schnell für einen klaren Kopf und reduziert dabei den Heißhunger auf fettige Speisen. Zudem wird durch das reine Pfefferminz-Aroma der Fettstoffwechsel aktiviert, was sich nach einer Mahlzeit besonders positiv auf die Verdauung auswirkt. Ähnlich wirken die Düfte von Zitrone oder Fenchel. Wer lieber würzigere Aromen mag, der kann auch Rosmarin oder Zypresse ausprobieren.

Stress einfach wegschnuppern

Der wohl größte Gegner beim Abnehmen ist Stress. Wer gestresst ist, der kann nicht vernünftig abnehmen. Unter Stress verlangt der Körper die typische „Nervennahrung" – Schokolade, Süßes und Fettes als Anti-Stress-Futter. Das bekommt der Figur allerdings überhaupt nicht gut. Gut hingegen ist, wenn man den Stress mit einem klassischen Duft einfach reduzieren oder abschalten kann: Lavendel. Der Lavendelduft wirkt beruhigend und ausgleichend, reduziert damit automatisch eine typische Begleiterscheinung vom Stress: Fressattacken.

Schlank mit Aromatherapie

Die Schlankheits-Aromatherapie funktioniert ganz einfach. Man benötigt dazu hochwertige etherische Öle oder Duftöle. Mit diesen Ölen kann man zum Beispiel zu Hause mit einer Duftlampe die Räume beduften. Man kann aber auch einige Tropfen des gewünschten Aromaöls auf ein Taschentuch geben und bei Heißhungergelüsten einfach öfter daran riechen. Pfefferminze und Zitrone sind ideale Büro-Düfte für alle Denker und Kopfarbeiter, die weniger naschen möchten. Aromen wie Fenchel, Rosmarin oder Zypresse lassen sich gut in der Küche einsetzen. Und Lavendel ist der perfekte Anti-Stress-Duft für Schlaf- und Wohnzimmer. Vanille ist ein Allrounder für überall – gut für alle Schokoholics.

7. Heilkräuter

Wer abnehmen möchte, der muss nicht nur auf sein Essen achten, sondern auch auf die Getränke. Idealerweise eignen sich kalorienfreie Getränke wie Mineralwasser oder Kräutertee zur Gewichtsreduktion. Light-Getränke wie Cola oder Limo enthalten zwar auch nur wenig bis keine Kalorien, dafür aber reichlich dickmachende Zusatzstoffe wie Süßungsmittel und Aromen. Mit solchen Getränken kann man einfach nicht abnehmen, auch wenn man offensichtlich Kalorien spart.

Stoffwechsel anregen

Heilkräuter wie Brennnessel, Löwenzahn, Pfefferminze und Mate werden gerne als Fertig-Teemischung zum Entschlacken, Entgiften oder zur sogenannten Blutreinigung angeboten. Die Brennnessel unterstützt die Nierentätigkeit und wirkt sanft entwässernd. Giftstoffe werden mit dem Urin ausgeschieden. Der Löwenzahn fördert eine geregelte Verdauung, indem er mit seinen Bitterstoffen die Leberfunktion fördert. Der Gallenfluss wird angeregt, wodurch Fette besser verdaut und ausgeschieden werden können. Die beliebte Pfefferminze regt mit ihrem hohen Mentholgehalt ebenfalls die Leberfunktion an und fördert damit einen geregelten Verdauungs-Stoffwechsel.

Natürlicher Appetitzügler

In Fertig-Teemischungen zum Fasten wird zusätzlich gerne Mate zugefügt. Das Matein in den Blättern wirkt ähnlich wie Koffein, hat aber zusätzlich eine Appetit zügelnde Wirkung. Deshalb eignet sich Matetee ideal als Getränk zur Unterstützung einer Gewichtsreduktion. Darüber hinaus enthält Mate viele Vitamine, Mineralstoffe und Spurenelemente, was den Tee zu einem äußerst gesunden Getränk macht.

Teemischung als Schlank-Pusher

In Drogerien, Apotheken und Reformhäusern werden klassische Fertig-Teemischungen zum Fasten, zur Blutreinigung oder zum Entschlacken angeboten. Diese Teesorten enthalten in der Regel die typischen Heilkräuter, die zur Anregung des Stoffwechsels eingesetzt werden. Von diesen Tees sollte man am besten über den Tag verteilt mehrere Tassen oder besser sogar eine ganze Teekanne voll trinken. Damit wird der Stoffwechsel angeregt, der Körper über Leber, Nieren und Darm sanft entschlackt bzw. entgiftet und das Abnehmen sinnvoll unterstützt.

8. Gewürze

Scharfe Gewürze heizen dem Stoffwechsel ordentlich ein, indem sie die Wärmebildung, die sogenannte Thermogenese, im Körper ankurbeln. Um mehr Wärme produzieren zu können, werden Stoffwechselprozesse aktiviert, die mehr Energie in Form von Kalorien verbrauchen. Einfaches Fazit: Wer schärfer isst, der verbrennt automatisch mehr Kalorien. Dazu muss man einfach nur sein Essen und seine Getränke mit entsprechenden Scharfmachern aufpeppen. Die richtige Dosis: so scharf, dass es gut schmeckt und keinesfalls unangenehm wird.

Pfeffer als Wirkstoffbooster

Piperin ist der Hauptwirkstoff im schwarzen Pfeffer und verantwortlich für die typische Pfefferschärfe. Es steigert die Stoffwechselleistung und kurbelt damit die Wärmebildung im Körper an. Zudem regt es den Speichelfluss an, was den Verdauungsprozess fördert. Ein besonderer Effekt: Piperin ist ein Wirkstoffverstärker und erhöht damit die Bioverfügbarkeit von Nähr- und Vitalstoffen in erheblichem Maße. Aus diesem Grund wird der Pfefferextrakt Piperin inzwischen immer öfter Nahrungsergänzungsmitteln zugesetzt.

Chili heizt ordentlich ein

Chili enthält den besonders intensiven Scharfstoff Capsaicin. Jeder kennt das irgendwie: zuviel Chili im Essen brennt nicht nur im Mund, sondern erzeugt eine derart deutliche Hitze, dass es einem die Schweißperlen auf die Stirn treibt. Mit Chili muss man jedoch nicht übertreiben, um dem Stoffwechsel ordentlich einzuheizen. Schon eine angenehme Chili-Schärfe reicht aus, um mit ihrem Capsaicin die Thermogenese und damit die Kalorienverbrennung anzufeuern.

Ingwer als Kalorienkiller

Ingwer enthält die Scharfmacher Gingerol und Shogaol, die den Stoffwechsel auf Hochtouren bringen. Zusätzlich steigert Ingwer die Speichel- und Magensaftsekretion und fördert damit die Verdauung. Damit gilt Ingwer als ausgezeichneter Kalorienkiller. Ingwer schmeckt auch besonders gut in Getränken und Tees. Am besten verwendet man dazu frischen Ingwer, den man in Stückchen oder Scheibchen geschnitten den Getränken zufügen kann. Frische Ingwerknollen erhält man mittlerweile überall in gut sortierten Supermärkten.

9. Ballaststoffe

Zu den besten Schlank-Pushern zählen Ballaststoffe mit quellenden Eigenschaften. Diese Ballaststoffe quellen mit Wasser stark auf und bewirken durch das vergrößerte Volumen eine Förderung der Darmtätigkeit sowie durch die stuhlerweichende Wirkung einen erleichterten Stuhlgang. Zudem können Quellstoffe eine Gewichtsreduktion erfolgreich unterstützen, weil sie ideale Sattmacher und Verdauungshelfer sind. Wer satt ist, der nimmt wesentlich leichter ab. Und eine geregelte Verdauung ist das A und O für einen gesunden Stoffwechsel. Ballststoffe mit einem hohen Quellstoffgehalt sind Leinsamen, Flohsamen und Chiasamen.

Leinsamen ist gut und günstig

Die wichtigen Quellstoffe im Leinsamen sitzen direkt unter der Samenschale. Zusätzlich enthält Leinsamen wertvolle Omega-3-Fettsäuren und Linolensäure, wichtige Proteine und wirksame Lignane, die als Phytoöstrogene fungieren. Leinsamen fördern die Sättigung und wirken im Darm wie eine Art Gleitmittel. Dadurch wird die Stuhlpassage gefördert, was besonders bei Verstopfung geschätzt wird.

Flohsamen als Sattmacher

Flohsamen quillt mit Wasser sehr stark auf und füllt dadurch den Magen. Man isst dadurch entsprechend weniger. Er hat aber noch weitere wichtige Wirkungen: Der Quellschleim macht nicht nur satt, sondern schließt auch einen Teil der verzehrten Fette ein und mindert dadurch die Fettaufnahme aus der Nahrung. Außerdem wird auch die Zuckeraufnahme deutlich verlangsamt, was für Diabetiker recht interessant ist. Zudem schützt der Schleim die Darmschleimhaut und absorbiert Giftstoffe, die schließlich mit dem Stuhl ausgeschieden werden.

Chiasamen ist total angesagt

Auch in Chiasamen stecken reichlich Quellstoffe, Omega-3-Fettsäuren, Eiweiß, Mineralien und Antioxidantien. Aufgrund ihrer Inhaltsstoffe reinigen sie den Darm und fördern das Immunsystem. Sie wirken bestens als Sattmacher und unterstützen damit auf natürliche Weise das Abnehmen. Ob Leinsamen, Flohsamen oder Chiasamen – alle eignen sich als regelmäßige Zugabe zu Suppen, Salaten, Joghurt, Quark und Desserts. Außerdem lassen sich tolle Rezepte – aus Kochbüchern oder aus dem Internet – daraus zubereiten.

10. Kollagen-Hydrolysat

Eiweiß sättigt sehr gut und macht schlank. Viele Diäten nutzen diese Erkenntnis und setzen auf die Eiweiß-Power: Protein-Drinks und Formula-Diäten mit einem hohen Eiweißgehalt, die „Schlank im Schlaf Diät" mit viel Eiweiß und wenig Kohlenhydraten als Abendmahlzeit sowie viele weitere Diät-Produkte am großen Schlankheits-Markt. Reines Eiweiß bzw. Proteine sättigen stärker und länger als Kohlenhydrate und Fette. Zudem gilt Protein als Aufbausubstanz für den Körper, besonders für die Muskulatur. Deshalb werden Protein-Pulver auch gerne von Sportlern verwendet, um mehr Muskelmasse durch ihren Sport aufzubauen.

Eiweiß macht schlank und fit

Eiweiß-Präparate werden jedoch nicht nur im Hochleistungssport eingesetzt, sondern auch immer öfter zur Gewichtskontrolle. Gerade weil Eiweiß ein lang anhaltendes Sättigungsgefühl vermittelt und zusätzlich wichtige Muskelsubstanz aufbaut, macht eine Ernährung mit einem hohen Eiweißgehalt bei der Gewichtsreduktion Sinn. Auch Protein-Shakes zum Abnehmen können den Schlank-Erfolg unterstützen. In Drogeriemärkten, Apotheken und Märkten für Sportlerbedarf erhält man entsprechende Eiweiß-Pulver mit unterschiedlichen Geschmacksrichtungen wie Vanille, Schoko oder Erdbeere. So kommt jeder Eiweiß-Verwender wohl auf seinen persönlichen Geschmack.

Kleine Moleküle wirken besser

Ein ganz besonderes Eiweiß-Produkt ist das sogenannte Kollagen-Hydrolysat. Das Pulver mit rund 90 Prozent Protein hat es wirklich in sich und kann fast schon kleine Wunder bewirken. Kollagen ist ein sehr wichtiges Hauptprotein unseres Körpers, welches den Zusammenhalt, die Elastizität und die Regeneration von Gewebe, Haut, Knochen und Knorpel gewährleistet. Kollagen-Hydrolysat in ein biologisch aktives Naturprodukt, was aus tierischen Kollagenquellen von Rind, Schwein oder Fisch hergestellt wird. Durch ein enzymatisches Verfahren wird dieses Kollagen hydrolysiert, das bedeutet, es wird in kleinste Molekülketten zerlegt. Durch die Hydrolyse ist das Kollagen schließlich wesentlich leichter verdaulich. Diese kleinen Kollagenmoleküle können somit von unserem Körper schneller, besser und umfassender aufgenommen werden als unverarbeitete, lange Kollagenmoleküle. So gelangen die kleinen Moleküle überall dort hin, wo sie im Körper benötigt werden.

Besondere Aminosäuren

Kollagen-Hydrolysat enthält 20 wertvolle Aminosäuren, davon 8 von 9 essentiellen Aminosäuren. Das Besondere im Vergleich zu üblichen Proteinpulvern ist jedoch der außergewöhnlich hohe Gehalt an den Aminosäuren Glyzin, Prolin und Hydroxyprolin, die rund die Hälfte des gesamten Aminosäurengehalts im Kollagen-Hydrolysat ausmachen. Damit ist die Konzentration von Prolin und Glyzin fast 20-mal so hoch wie in anderen Proteinen. Und genau diese besondere Zusammensetzung der Aminosäuren im Kollagen-Hydrolysat macht die wundervolle Wirkung auf unsere Körpergewebe aus.

Einfacher und schneller abnehmen

Wie andere Protein-Pulver hat auch das Kollagen-Hydrolysat eine hervorragend sättigende Wirkung. Wer dieses Pulver regelmäßig in seiner Ernährung einsetzt, der wird schneller gesättigt und bleibt auch länger satt, was natürlich ideal für alle Menschen ist, die gezielt abnehmen möchten. Dazu lässt sich das Pulver ganz einfach in Getränke, Joghurts, Suppen und ähnliche Speisen einrühren, ohne dass der Geschmack negativ beeinträchtigt wird. Mit Kollagen-Hydrolysat nimmt man also einfacher und schneller ab.

Hilft bei Gelenkproblemen

Die Einnahme von Kollagen-Hydrolysat bewirkt aber noch weitere tolle Effekte. Die Aminosäuren im Kollagen-Hydrolysat sind gezielte Aufbaustoffe für Knochen und Knorpel, weil sie die Chondrozyten zur Kollagensynthese anregen. Menschen mit Gelenkproblemen wie Arthrose profitieren ganz besonders von der Einnahme. Bereits nach wenigen Wochen können so die Schmerzen deutlich reduziert werden oder sogar komplett verschwinden, weil die Knorpel und Gelenke spürbar regeneriert werden. Viele Verwender können sogar auf Schmerzmittel aller Art verzichten und freuen sich über ihre neue, jugendliche Beweglichkeit.

Verjüngt Haut, Haare und Nägel

Ein weiteres kleines Wunder ist die nachhaltige Regeneration von elastischen Kollagenfasern in unserer Haut. Bereits nach wenigen Wochen der Einnahme von Kollagen-Hydrolysat wirkt die Haut straffer und elastischer, Falten bilden sich sichtbar zurück. Auch Haare und Nägel profitieren vom Kollagen-Hydrolysat: sie wachsen voller, kräftiger und besser nach als je zuvor. Fazit: Kollagen-Hydrolysat hilft beim Abnehmen, lindert effektiv schmerzhafte Gelenkprobleme und macht Haut, Haare und Nägel sichtbar schöner.

Verschiedene Bezeichnungen
Das Wunderpulver Kollagen-Hydrolysat erhalten Sie in Apotheken oder über Shops im Internet. Kollagen-Hydrolysat wird auch unter Bezeichnungen wie Gelatine-Hydrolysat, hydrolisiertes Kollagen, hydrolisierte Gelatine oder Kollagen-Peptid angeboten. Lassen Sie sich beim Kauf beraten oder vergleichen Sie Produkte im Internet – vor allem auch die Preise. Bereits mit 10 Gramm Kollagen-Hydrolysat pro Tag können Sie sich über die tollen Wirkungen freuen. Dazu verwenden Sie einfach das Produkt wie auf der Packungsbeilage angegeben.

Schlank-Pusher richtig anwenden
Egal, welche Schlank-Pusher Sie gerne einsetzen möchten, beachten Sie bitte immer die Packungsbeilage zum jeweiligen Produkt. Wenn Sie die Anwendungshinweise beachten, dann sollten diese Schlank-Pusher auch perfekt wirken. Noch ein Tipp: Bitte probieren Sie nicht einfach alle möglichen Schlank-Pusher der Reihe nach aus, sondern beachten Sie meine Informationen dazu und wählen Sie nur die Produkte, die auch wirklich zu Ihrer Situation passen. Viel hilft nicht viel – und die falschen Schlank-Pusher helfen leider auch nicht. So habe ich schon von Leuten gehört, dass sie in die nächste Apotheke gegangen sind und alle möglichen Produkte gekauft und anschließend ohne Anweisung verwendet haben. Das Ergebnis: Die vielen Schlankstoffe haben im Körper der Anwender für ein Chaos gesorgt und zu keiner Gewichtsreduktion geführt. Und ich durfte am Ende für diese Dummheit schlechte Bewertungen einkassieren. Also: Bitte niemals in Eigenregie viele Produkte gleichzeitig und nach eigenem Ermessen anwenden, sondern immer die Vorgaben beachten. Danke!

05

Slimmie statt Smoothie

Smoothies sind out: Die neuen Slimmies mit ausgewählten Schlank-Pushern unterstützen gezielt eine Gewichtsreduktion

Slimmie statt Smoothie

Smoothies sind out: Die neuen Slimmies mit ausgewählten Schlank-Pushern unterstützen gezielt eine Gewichtsreduktion

Smoothies sind total angesagt. Bücher zu diesem Thema verkaufen sich wie warme Semmeln. Smoothie-Rezepte gibt es inzwischen wie Sand am Meer. Power-Smoothies für Fitness und Vitalität, Detox-Smoothies zum Entgiften des Körpers, Beauty-Smoothies für die Schönheit und natürlich auch Schlank-Smoothies zum Abnehmen. Smoothies über Smoothies, da ist für jeden Geschmack und Zweck etwas dabei. Smoothies sind eben für alle da.

Slimmies sind Schlank-Smoothies
Und jetzt kommen die Slimmies und wollen die Welt der Smoothies total revolutionieren. Nein! Natürlich kann niemand das Rad neu erfinden, auch nicht die Smoothies. Slimmies sind ganz einfach Smoothies mit zusätzlichen Wirkstoffen bzw. Schlank-Pushern, die ihren Zweck auf eine besondere (Wirkungs)Weise erfüllen sollen. Diese Slimmies sind also spezielle Schlankmacher-Smoothies. Auf den Punkt gebracht gilt die einfache Formel für Slimmies:

- Slimmie = Smoothie + Schlank-Pusher

Mehr als nur Smoothie
Auch ich habe mir im Smoothie-Hype einen Turbo-Mixer gekauft und selbst fleißig Smoothies gemixt. Manche waren genießbar, andere haben mir die Farbe aus dem Gesicht getrieben. Von lecker bis ekelig war alles dabei. Aber einfach nur ein leckerer und gesunder Smoothie, das war mir persönlich nicht genug. Ich wollte mehr: mehr lecker und mehr Wirkung. Wenn schon, denn schon. Wenn die meisten Smoothies schon so gut sind, warum sollten sie dann nicht noch besser werden – eben super-gut? Nach vielen Experimenten kam mir dann der Gedanke, dass ich mein eigenes Wissen über Gesundheit, Schönheit und Wellness mit in die Smoothie-

Kreationen einfließen lassen sollte. Und dann hatte ich die Idee: Aus den Smoothies habe ich mit sinnvollen Schlank-Pushern und Wirkstoffen Schlank-Smoothies gemixt. Fehlte nur noch ein passender Name für die Schlank-Smoothies: Slimmies! Vom Englischen „slim", was auf deutsch „schlank" bedeutet – perfekt.

Frisch ist gesünder

Statt Obst und Gemüse zu schneiden und zu mixen, könnte man ganz einfach auch eine sogenannte Formula-Diät machen, um ein paar Pfunde abzunehmen. Einfach Diät-Pulver im Shaker-Becher mit Wasser oder Milch aufschütteln, trinken und gut. Aber es geht nun einmal viel, viel besser als mit einer solchen Pulver-Diät. Frisches Obst und Gemüse ist nicht nur wesentlich gesünder, es schmeckt auch noch bedeutend besser. Und Slimmies sind durch die Zugabe der Schlank-Pusher und Wirkstoffe geradezu die Krönung von frischem Obst und Gemüse. Frisch ist eben immer besser.

Schlanker, schöner und vitaler

Slimmies enthalten alle wertvollen Vitalstoffe wie Vitamine, Mineralstoffe und Ballaststoffe aus frischem Obst und Gemüse. Die geballte Gesundheitswirkung all dieser Vitalstoffe wird durch die gezielte Zugabe von Schlank-Pushern und speziellen Wirkstoffen enorm gesteigert. So wird schließlich aus einem ganz normalen – ohnehin schon besonders gesunden – Smoothie eine wahre Wirkstoffbombe für Gesundheit, Schönheit und Wohlbefinden. Ein Slimmie macht nicht nur satt und schlank, sondern auch sichtbar schöner. Figur, Haut, Haare und Nägel profitieren von einer Slimmie-Kur gleichermaßen. Sogar die Gelenke werden wieder spürbar fitter.

Lieblings-Slimmie

Bei meinen vielen Mixer-Experimenten stellte sich heraus, dass mein Apfel-Slimmie mir immer wieder am besten schmeckte. Äpfel sind ja schließlich gesund – und ein Sprichwort besagt sogar: „Ein Apfel am Tag hält den Doktor fern". Soweit war nun auch alles okay mit meinem Apfel-Slimmie, bis ich dann entdeckte, dass ein Apfel einen verhältnismäßig hohen Fruchtzucker-Anteil enthält. Und Fruchtzucker ist ja inzwischen als ein Dickmacher entlarvt worden, wie ich bereits in Kapitel 3 geschrieben habe. Sind Äpfel jetzt also auch Dickmacher?

Pluspunkt für den Apfel

Die Antwort auf diese Frage ist nicht ganz so einfach. Immerhin haben Äpfel einen relativ niedrigen Glykämischen Index von etwa rund 40. Damit beeinflussen Äpfel den Blutzuckerspiegel nicht so stark wie Lebensmittel mit einem hohen Glykämischen Index. Das ist schon einmal ein Pluspunkt für den Apfel. Aber was ist mit dem Dickmacher Fruchtzucker im Apfel? Immerhin enthalten 100 Gramm Apfel über 5 Gramm Fruktose, was im Verhältnis zur Glukose mit nur rund 2 Gramm recht viel ist. Das Verhältnis Glukose zu Fruktose liegt beim Apfel bei rund 0,4. Und laut Schlankmacher-Wissenschaft heißt es, dass Lebensmittel mit einem höheren Gehalt an Fruktose als Glukose echte Dickmacher sind.

Pektin macht satt

Ja! ABER: Der Apfel enthält noch viele weitere wundervolle Vitalstoffe wie Vitamine, Mineralien, Ballaststoffe wie Cellulose und ganz speziell viel Apfelpektin. Und Pektin ist im Apfel der Schlüssel-Wirkstoff, der beim Abnehmen hilft. Pektin und Cellulose quellen im Körper auf und sorgen für ein schnelleres Sättigungsgefühl. Pektin selbst sorgt schließlich dafür, dass die Frukose aus dem Apfel regelrecht weitgehend eingeschlossen und somit nicht komplett verstoffwechselt wird. Damit hat der Apfel zwar einen relativ hohen Fruchtzuckergehalt, der aber durch die Ballaststoffe und das Pektin nicht komplett bzw. wesentlich langsamer verwertet wird.

Sauer ist besser

Außerdem ist Apfel nicht gleich Apfel. Ein süßer Apfel enthält bedeutend mehr Fruktose als ein eher saurer. Für meinen Apfel-Slimmie habe ich sowieso immer eher saure Apfelsorten bevorzugt, weil ich süße Äpfel gar nicht so mag. Zudem kommt es auch darauf an, wann man Äpfel isst: am Abend sollte man tatsächlich aufgrund des (Frucht)zuckergehaltes auf Äpfel verzichten und besser eiweißreiche Lebensmittel verzehren, wenn man abnehmen möchte. So war dann mein Apfel-Slimmie als mein Lieblings-Slimmie gerettet. Denn abends bevorzuge ich tatsächlich typische Eiweiß-Mahlzeiten mit Ei, Fisch, mageren Geflügelsorten, Magerquark & Co. Eiweißmahlzeiten am Abend wirken über Nacht regelrecht wie Stoffwechsel-Beschleuniger, was gerade beim Abnehmen sehr wichtig ist.

Muster-Slimmie mit Apfel

Nun aber zu meinem Apfel-Slimmie als Muster-Slimmie: Man nehme einen säuerlichen Apfel und schneide diesen mit Schale in kleine Stücke, Naturjoghurt, etwas Wasser, Kollagen-Hydrolysat, Inulin, Flohsamen und nach Belieben weitere Ballaststoffe wie Leinsamen oder Chiasamen. Alles in einen Mixer geben und schön cremig mixen. Diese Menge ergibt eine ordentliche Portion Apfel-Slimmie, die problemlos eine ganze Mahlzeit ersetzen kann. Durch den Flohsamen und evtl. weitere Ballaststoffe wird der Slimmie besonders cremig und sättigt außerordentlich gut. Abschmecken kann man den Apfel-Slimmie mit etwas Ingwer, einer Prise Chilipulver oder auch Pfeffer. Das gibt dem Slimmie etwas mehr Pep. Und wer es etwas süßer mag, kann gerne ein wenig Honig oder etwas Stevia zum Süßen nehmen. Fertig ist mein Lieblings-Slimmie.

> **REZEPT**
> **Apfel-Slimmie:**
> 1 Apfel (ca. 100 g)
> 150 g Naturjoghurt
> 100 ml Wasser
> 10 g Kollagen-Hydrolysat
> 1/2 TL Inulin
> 1/2 TL Flohsamenschalen, gemahlen
> nach Belieben: Leinsamen, Chiasamen, Gewürze, Honig, Stevia

Tipps für Eigenkreationen

Nach diesem Grundrezept können auch eigene Slimmies gemixt werden. So kann man statt Apfel auch 100 Gramm andere Früchte nehmen, die nicht zuviel Fruchtzucker enthalten: zum Beispiel Aprikosen, Pflaumen, Papaya, Banane, Kirschen, Trauben & Co. Anstelle von Obst kann man selbstverständlich auch Salate und Gemüse verwenden – wie bei den typischen Grünen Smoothies. Man kann auch beliebte Smoothie-Rezepte aufwerten, indem man Kollagen-Hydrolysat, Inulin und Schlank-Pusher hinzufügt. Experimentieren ist durchaus erlaubt. So habe ich schließlich meinen persönlichen Lieblings-Slimmie gefunden. Werden Sie einfach selbst kreativ und mixen Sie sich Ihren persönlichen Lieblings-Slimmie. Bei der Rezeptur sollten Sie sich einfach nur an die Basics für ein Slimmie-Rezept halten – dann funktioniert auch das Abnehmen.

Das Slimmie-Grundrezept

Ein Slimmie setzt sich ganz einfach aus genialen Zutaten zusammen. Frisches Obst und / oder Gemüse sind die Basis für die gesunde Wirkung und den guten Geschmack. Hier kann man gerne seine Lieblingssorten wählen. Naturjoghurt sorgt für eine cremige Konsistenz und mit seinen Milchsäurekulturen für einen gesunden Darm bzw. für eine gesunde Verdauung. Wasser ist unbedingt notwendig, damit der Slimmie schön geschmeidig bleibt, weil Ballaststoffe und Schlank-Pusher wie Flohsamen stark verdickend wirken.

Die weiteren Bestandteile

Kollagen-Hydrolysat ist mit seinen 90 Prozent Proteinen ein absolutes Muss im Slimmie. Man könnte ersatzweise auch herkömmliche Eiweißpulver verwenden, aber Kollagen-Hydrolysat hat nun mal ganz klare Vorteile, wie ich bereits ab Seite 42 geschrieben habe. Kollagen-Hydrolysat verstärkt den Sättigungseffekt, hilft beim Abnehmen, strafft Haut und Figur, verschönert Haare und Nägel und revitalisiert die Gelenke. Auf diese wundervollen Wirkungen sollte man in einem Slimmie auf keinen Fall verzichten – nach meiner Definition wäre es dann auch kein echter Slimmie.

Gute Verdauung ist wichtig

Inulin unterstützt die Verdauung und fördert damit eine gesunde Gewichtsreduktion. Außerdem sorgt Inulin für ein sahniges Gefühl im Mund und macht den Slimmie somit erst richtig lecker. Schlank-Pusher wie Flohsamen oder andere Ballaststoffe wie Leinsamen oder Chiasamen sind perfekte Sattmacher. Sie sorgen für eine schnelle und besonders lang anhaltende Sättigung. Außerdem unterstützen Ballaststoffe eine geregelte Verdauung.

Gewürze geben Pep

Mit Gewürzen kann man durchaus gut experimentieren. Ingwer, Chili oder Pfeffer können dem Slimmie den richtigen Pep verleihen und haben obendrein noch ausgesprochen gesundheitsfördernde Wirkungen. Wenn man seinen Slimmie etwas süßen möchte, dann kann man dies mit etwas Honig oder Stevia gerne tun. Abnehmen soll schließlich auch schmecken und nicht abschrecken. Probieren Sie einfach aus, wie Ihnen Ihr persönlicher Lieblings-Slimmie am besten schmeckt.

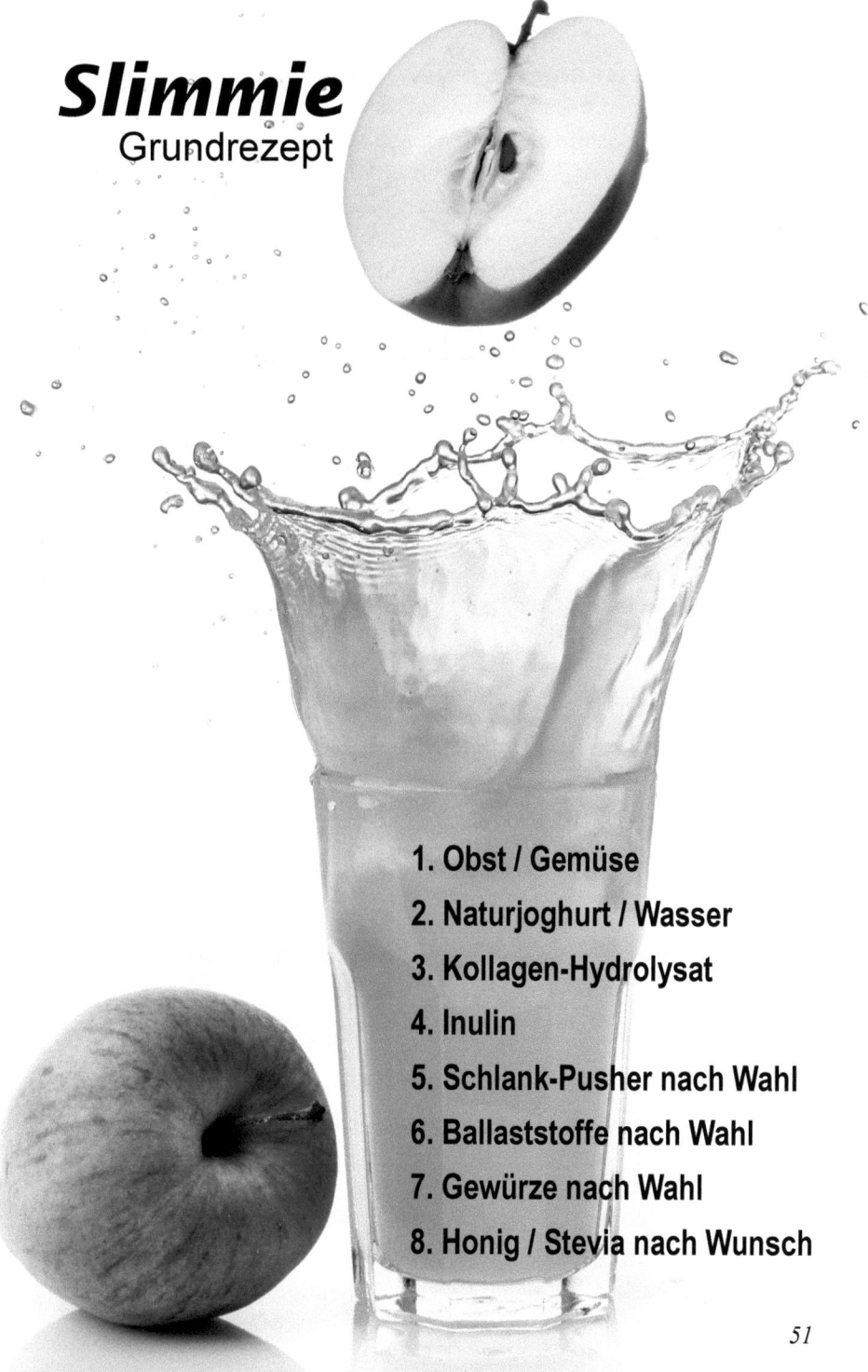

Mehr essen – weniger wiegen

Wer beim Essen nicht richtig satt wird, der kann auch nicht abnehmen. Wer erfolgreich abnehmen möchte, der sollte auf die besten Sattmacher setzen. So haben australische Wissenschaftler einen Sättigungs-Index festgelegt, der den Sattmachergrad von Lebensmitteln in Portionen mit dem gleichen Kalorienwert angibt. Als Vergleichswert haben sie für Weißbrot einen Sättigungswert von 100 festgelegt. Lebensmittel mit einem höheren Index machen somit länger satt als Weißbrot. Beim Abnehmen helfen also alle Lebensmittel mit einem hohen Sättigungs-Index sowie voluminöse und kalorienarme Gerichte wie Salat, Gemüse oder leichte Suppen.

Sattmacher im Index – Beispiele

- Kartoffeln 323
- Hähnchen 232
- magerer Fisch 225
- Haferflocken 209
- Apfel 197
- Bohnen 168
- Weintrauben 162
- Vollkornbrot 157
- Eier 150
- Käse 146
- Reis 138
- Linsen 133
- Weißbrot 100
- Chips 91
- Schokolade 70
- Berliner 68

Zum Beispiel halten 350 g Kartoffeln mit 240 kcal 3,23 mal länger satt als 100 g Weißbrot mit ebenfalls 240 kcal. Das bedeutet: die gleiche Menge an Kalorien aus Sattmachern halten entsprechend dem Index länger satt als Weißbrot mit dem Indexwert 100. Alle Lebensmittel unter dem Indexwert 100 lösen schneller wieder Hungergefühle aus – und sind demnach leider Dickmacher. Der Apfel ist mit dem Indexwert 197 also ein guter Sattmacher. Na, dann: Prost Apfel-Slimmie!

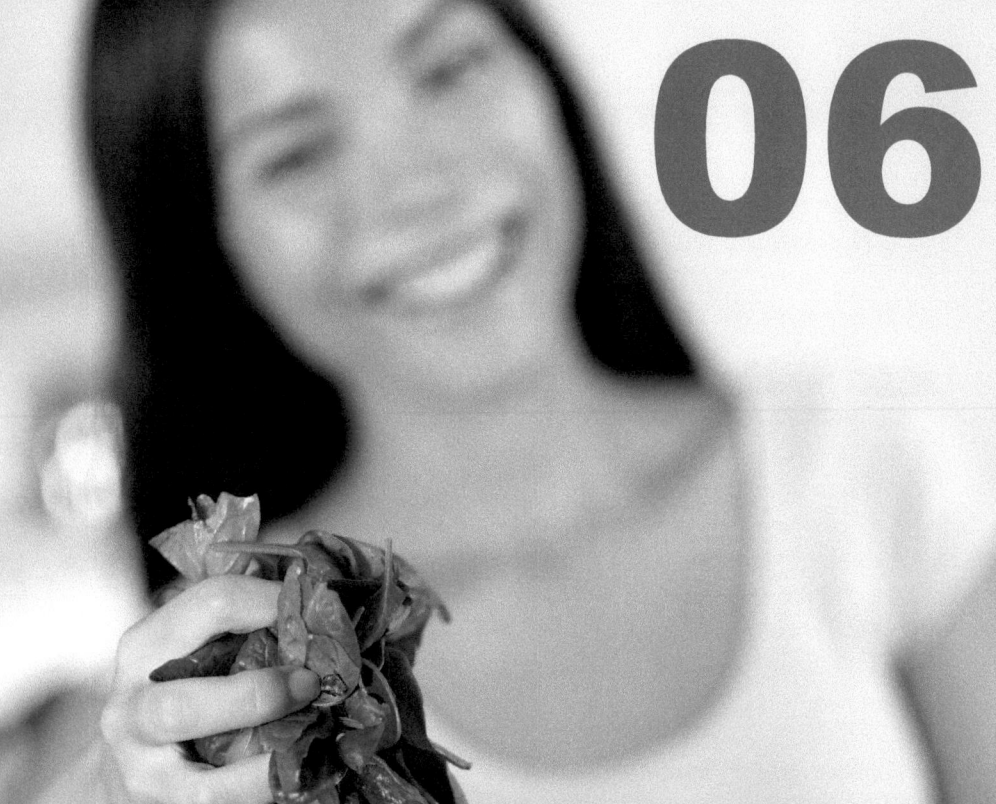

06

Das Slimmie-Schlank-Konzept

Mit köstlichen Slimmies

ganze Mahlzeiten ersetzen

und gezielt abnehmen

Das Slimmie-Schlank-Konzept

Mit köstlichen Slimmies ganze Mahlzeiten ersetzen und gezielt abnehmen

Slimmies statt Braten mit Kartoffeln, Soße und Rotkohl – das klingt erstmal ganz schön nach Verzicht. Klar ist: Wer vom Futtern zu dick ist und wirklich abnehmen möchte, der muss an seiner Ernährung unbedingt etwas ändern. Und Slimmies sind dabei nun wirklich keine schlechte Wahl. Sie schmecken richtig lecker, machen schnell und lange anhaltend satt, führen dem Körper wichtige Vital- und Schlankstoffe zu, helfen beim Abnehmen, sorgen für eine knackigere Figur, für schönere Haut, festere Haare und Nägel, machen die Gelenke wieder fitter ... was will man eigentlich mehr?

Woher die Pfunde kommen

Wenn Sie erfolgreich abnehmen möchten, dann müssen Sie erst einmal wissen, warum Sie zuviele Pfunde oder Kilos mit sich herumtragen. Sind es nur ein paar Pfunde, die sie reduzieren möchten, dann können Sie mit meinen Slimmies recht einfach abnehmen. Wenn Sie jedoch deutlich an Gewicht verlieren möchten, dann müssen Sie schon genau wissen, woher die überflüssigen Kilos kommen. Essen Sie zuviel? Zu oft? Zu fett? Zuviel Süßes? Ausreden gibt es keine. Die Pfunde sammeln sich tatsächlich nur dann, wenn man seinem Körper mehr Energie in Form von Kalorien liefert, als dieser eigentlich verbraucht. Der Überschuss an Kalorien lässt schließlich die Pfunde anwachsen – und möglicherweise auch die eigene Trägheit, wenn man sich einfach zu wenig bewegt bzw. zu wenig Sport treibt. Von nichts kommt nichts!

Jeder isst anders

Abnehmen heißt demnach ganz einfach: mehr Kalorien verbrennen, als man seinem Körper zuführt – also sich bewusster ernähren und mehr bewegen. Aber ist Ihnen eigentlich bewusst, wie Sie sich bisher ernähren? Haben Sie schon einmal über Ihre Ernährungsweise nachgedacht? Wissen Sie genau wann Sie was, wieviel und warum essen? Was sind Sie eigentlich für ein Ernährungstyp? Es gibt da nämlich verschiedene Ernährungstypen, die sich ganz unterschiedlich ernähren.

Die Ernährungstypen

Es gibt verschiedene Ernährungstypen, die sich durch ein eigenes Ernährungsverhalten unterscheiden. Bei einigen Typen ist ihre persönliche Ernährungsweise die Ursache für ihr Übergewicht. Ich unterscheide vier Ernährungstypen, die häufig mit überflüssigen Pfunden kämpfen:

1. Der nimmersatte Vielesser
2. Der Daueresser
3. Die Naschkatze
4. Der Genießer

Der nimmersatte Vielesser

Dieser Typ vertilgt wahre Riesenportionen. Man hat das Gefühl, er wird niemals richtig satt. Ein Teller ist längst nicht genug, da dürfen noch ein zweiter oder dritter Teller herhalten. Ein Vielesser futtert fast bis zum Platzen und spürt auch erst ein leichtes Sättigungsgefühl, wenn die Bauchzone ordentlich spannt. Aber wenn man den Gürtel lockert, dann passt auch noch ein Nachschlag in den prallen Bauch. Man gönnt sich ja sonst nichts. Oft werden die Riesenportionen auch noch in einem Turbotempo verschlungen. Das Problem bei diesem Nimmersatt: So schnell und hastig wie der Vielesser futtert, kann das Gehirn kein Sättigungssignal aussenden. Erst dann, wenn es schon zu spät und der Magen überfüllt ist, reicht dem nimmersatten Vielesser das Futtern. Vorerst – denn die nächste Portion steht ja vielleicht schon bereit.

Die Lösung: Wer sich im Turbotempo regelrecht die Wampe vollschlägt, der sollte unbedingt lernen, in Ruhe und mit Genuss zu essen. Jeder Bissen sollte langsam gekaut und nicht verschlungen werden. Für alle Mahlzeiten sollte man ausreichend Zeit einplanen. Eine angenehme Atmosphäre unterstützt das langsame Genießen. Fazit: Wer langsamer isst, wird schneller satt.

Der Daueresser

Dieser Typ futtert ständig. Hier ein Häppchen, dort eine Kleinigkeit. Er isst im Grunde den ganzen Tag, wenn er nicht gerade schläft. Und das Tollste: er registriert nicht einmal, was er den ganzen Tag über in sich hineinstopft. Die vielen Kleinigkeiten, die er so verzehrt, huschen praktisch völlig unbewusst in seinen Mund. Schwupps, und wieder ist ein Stückchen Schokolade oder ein Keks verschwunden. Das geht den ganzen Tag so. Und was die Hauptmahlzeiten angeht, da behauptet der Daueresser glatt, dass er kaum etwas isst und überhaupt nicht weiß, wo denn seine überflüssigen Pfunde herkommen.

Die Lösung: Alle Kleinigkeiten verbannen. Zu Hause und bei der Arbeit. Keine Schokolädchen. Keine Kekse. Keine Bonbons. Keine kleinen Snacks und Co. Abhilfe: Kaugummi kauen. Solange das Kauwerkzeug beschäftigt ist und der Kaugummi schön minzig schmeckt, greift man nicht zu Süßkram oder anderen Snacks. Eventuell den Kaugummi gegen einen frischen austauschen, der dann wieder schön nach Pfefferminz schmeckt. Feste Essenszeiten einhalten. Und direkt nach der Mahlzeit wieder Kaugummi kauen.

Die Naschkatze

Die Naschkatze hat ganz besondere Vorlieben: Schokolade, Chips oder Nüsse beim Fernsehen auf dem Sofa. Schließlich macht das ja erst einen Film so richtig schön. Und eine Hauptmahlzeit muss auch nicht unbedingt gesund sein: Hamburger, Currywurst mit Pommes frites und Fast Food aller Art schmecken doch so gut. Ja, aber es sind nun einmal alles fette Kalorienbomben, die so eine Naschkatze oder Leckermäulchen verzehrt. Gemüse oder Salat? Pfui, das ist doch igitt.

Die Lösung: Runter vom Sofa, wenn man dort die Finger nicht von kalorienreichen Leckereien lassen kann. Und nun? Wie wäre es mit einigen „gemütlichen" Sportübungen auf dem Boden vor dem Fernseher? Ein paar Klappmesser, Liegestütze oder wenigstens Kniebeugen? Klingt bescheuert? Ist es auch. Aber tatsächlich sollte man sich von möglichen Naschereien ablenken. Und da ist Homesport perfekt geeignet. Am besten jeden Tag ein paar Übungen zur selben Zeit. Disziplin muss schließlich sein. Und wenn Sie mich jetzt für verrückt halten, dann habe ich noch einen Tipp: Kaugummi kauen hilft auch der Naschkatze.

Der Genießer

Der Gourmet liebt das Leben – und das Essen. Nur feinste Delikatessen kommen auf den Teller. Dazu passen edelste Weine. Und gekrönt wird das feine Mahl mit einem Premium-Digestif. Schließlich will man ja seiner Verdauung auch etwas Gutes gönnen. Ein Gourmet lebt für den Genuss – und das sieht man ihm oft auch an. Sein Wohlstandsbäuchlein trägt er mit Stolz herum.

Die Lösung: Bloß kein Normalo-Essen. Vielleicht öfter mal vegetarische Hochgenüsse à la Princesse oder Edelgemüse Royal. Auf jeden Fall edel muss es sein. Gut, aber die Kalorien in Form von fetten Saucen & Co dürfen gerne beim Chef de Cuisine im Kochtopf bleiben. Es gibt auch viele Gourmet-Delikatessen, die nicht gleich auf die Waage schlagen. Einfach etwas mehr auf die Kalorien achten, dann klappt es auch mit dem Figürchen.

Die Wahrheit sehen

Wie Sie nun feststellen, hat jeder seine guten Gründe, warum er vielleicht ein paar Pfündchen zuviel auf die Waage bringt. Wer allerdings erfolgreich abnehmen möchte, der muss seine persönlichen Gründe kennen und diesen schonungslos ins „Gesicht" schauen. Keineswegs sollte man sich irgendetwas vormachen: Wer zuviel futtert und genießt, der wird nun mal dick. Wenn man selbst nicht wahrhaben will, dass man zuviel isst, dann kann man auch mal für ein paar Tage ein Ernährungstagebuch führen, in welchem man alles aufschreibt, was man an einem Tag so isst und trinkt. Alles! Jeden Krümel! Jedes Tröpfchen! Nur wer ehrlich mit sich selbst ist, der kann sein Ernährungsverhalten gezielt ändern.

Die logische Abnehm-Formel

Wer gezielt abnehmen will, der muss grundsätzlich weniger Energie in Form von Kalorien mit der Nahrung aufnehmen als der Körper verbraucht. Zusätzlich hilft es natürlich, wenn man noch ein paar Kalorien zusätzlich durch sportliche Aktivitäten verpowert. Wer gerne mit Zahlen spielt, für den kann folgende Formel hilfreich sein:

500 kcal pro Tag einsparen = 500 g Gewicht pro Woche abnehmen

Ich persönlich halte nichts von Kalorienzählen, weil Abnehmen so zu einer komplizierten Rechnerei wird. Wer es mag, bitte sehr.

Wichtige Vital- und Nährstoffe

Wer gesund abnehmen möchte, der sollte zwar die Menge der Kalorien seiner Nahrung reduzieren, aber keineswegs die Menge der enthaltenen Vital- und Nährstoffe. Damit unser Stoffwechsel nicht auf Sparflamme läuft, benötigt er eine ordentliche Portion an Vital- und Nährstoffen. Vitamine sind für das reibungslose Funktionieren sämtlicher Organfunktionen absolut wichtig. Und Proteine sind der Grundstoff zur Herstellung wichtiger Hormone, die eine Gewichtsreduktion unterstützen: Schilddrüsenhormone, TRH, ACTH, Wachstumshormone, Glukagon, Adrenalin und Noradrenalin sind wichtige Schlankmacherhormone, die unser Körper aus wichtigen Proteinen herstellt. Wer beim Abnehmen also nicht nur an Kalorien, sondern auch an Vital- und Nährstoffen sowie wichtigen Proteinen spart, der darf sich schließlich nicht wundern, dass die Pfunde nicht purzeln.

Sinnlose Diäten

Wenn Sie Ihrem Stoffwechsel diese wichtigen Vitalstoffe nicht in ausreichender Menge zur Verfügung stellen, dann hat dies sehr negative Folgen auf den Eiweiß-, Kohlenhydrat- und Fettstoffwechsel. Ihr Stoffwechsel kann nämlich nur dann reibungslos funktionieren, wenn Sie ihm alle wichtigen Grundbausteine für seine Arbeit zuführen. Wenn nur ein einziger Baustein fehlt, läuft der Stoffwechsel schon unvollkommen ab. So findet zum Beispiel die Fettverbrennung zur Energiebereitstellung nur noch mangelhaft statt. Stattdessen werden Fette unnötig in den Fettzellen eingelagert. Viele Diäten, vor allem einseitige oder stark kalorienreduzierte Diäten, führen zu einem Vitalstoffmangel, was letztlich das Abnehmen unmöglich macht.

Abnehmen mit Konzept

Abnehmen heißt also nicht auf Essen verzichten. Ganz im Gegenteil: Wer mit Verstand abnehmen will, der muss über seine Nahrung alle Nähr- und Vitalstoffe in ausreichender Menge zu sich nehmen. Und dazu ist es unbedingt notwendig, genügend und vor allem abwechslungsreich zu essen, damit es dem Körper an nichts fehlt. Wer wirklich abnehmen möchte, der muss essen, und zwar das Richtige. Mit einem ausgewogenen Ernährungs-Konzept, das gut schmeckt und wirklich Spaß macht, rückt das Ziel schließlich näher: gezielt und mit Geschmack und Freude abnehmen.

Slimmies als perfekte Lösung

Die Lösung ist also ganz einfach: frische Vitalkost mit einem hohen Gehalt an wichtigen Vitaminen, Mineralstoffen, Proteinen, Schlank- und Sattmachern ist die perfekte Schlankheits-Kost zum gezielten Abnehmen. Und da sind meine Slimmies einfach genial. Sie werden frisch aus wertvollen Zutaten gemixt, enhalten viele Vitamine, Mineralstoffe, Proteine, Satt- und Schlankmacher.

Individuell und geschmackvoll

Slimmies funktionieren nun ähnlich wie eine Formula-Diät mit speziellen Pulvern. Nur mit dem Unterschied: Slimmies sind frisch gemixt und kein industriell hergestelltes Pulver zum Auflösen in Flüssigkeit. Slimmies sind etwas Eigenes, ganz nach persönlichem Geschmack und individuell auf Ihre Bedürfnisse abgestimmt. Schon mal gesagt: Wer Smoothies mag, der wird Slimmies lieben.

Slimmies ersetzen Hauptmahlzeiten

Wer nur ein paar Pfunde abnehmen möchte, der ersetzt einfach eine Hauptmahlzeit nach Belieben durch einen Slimmie. Der Slimmie schmeckt gut und macht schön satt. Durch die enthaltenen Wirkstoffe und Schlank-Pusher aktiviert der Slimmie den Stoffwechsel und fördert die Verdauung. Auf diese Weise kann man leicht pro Woche bis zu einem Kilo abnehmen. Man kann ohne Bedenken so lange fortfahren, bis man sein Wunschgewicht erreicht hat. Wer etwas schneller und ein paar Kilos mehr abnehmen möchte, der kann zwei Hauptmahlzeiten des Tages durch Slimmies ersetzen. Der Stoffwechsel wird so noch intensiver angeregt, was sich letztlich auch beim Gewichtsverlust bemerkbar macht. Nach vier bis sechs Wochen sollte man seinem Wunschgewicht schon sehr nahe kommen. Danach reicht ein Slimmie pro Tag.

Maximaler Erfolg

Wer mehr als 10 Kilogramm abnehmen möchte, der darf auch für maximal 10 bis 14 Tage alle Hauptmahlzeiten durch einen Slimmie ersetzen. Der Körper wird auf diese Weise sehr schnell mit einem ordentlichen Gewichtsverlust reagieren. Aber spätestens nach zwei Wochen sollte man wieder eine normale Hauptmahlzeit am Tag verzehren, weil sonst die Slimmerei doch etwas einseitig und langweilig wird. Abnehmen soll Spaß machen, damit man auch dauerhaft erfolgreich bleibt.

Zwischenmahlzeiten und Snacks

Niemand soll hungern, wenn er abnehmen möchte. Auch nicht mit meinem Slimmie-Konzept. Für den kleinen Hunger zwischendurch darf man sich durchaus kleine Leckereien gönnen. Frisches Obst wie Pflaumen, Aprikosen, Erdbeeren & Co sind erlaubt. Eine Hand voll in etwa sollte als Snack zwischendurch ausreichen. Aber auch Gemüse-Sticks aus Karotten, Gurke, Kohlrabi & Co mit einem würzigen Joghurt- oder Quark-Dipp sind perfekt. Ideal ist natürlich, wenn man seine Dipps auch frisch selbst zubereitet. Auch ein Naturjoghurt pur, eine Portion Magerquark oder ein Stück Harzer Käse sind tolle Schlankmacher-Snacks. Für jeden Geschmack gibt es den passenden Snack für zwischendurch. Wichtig ist nur: möglichst frisch, naturbelassen, kalorienarm und eiweißreich sollte es sein. Dann wird der Schlank-Stoffwechsel maximal gepowert und man bleibt lange satt.

Brühe als herzhafter Snack

Mein spezieller Tipp für alle, die es zwischendurch auch mal würziger mögen: Brühe aus dem Glas. Gemüsebrühe, Rinderbrühe oder Hühnerbrühe – egal, aber bitte ohne Dickmacher-Zusatzstoffe. Deshalb sollten Sie beim Kauf immer auf die Zutatenliste achten. Gerne kann man diese Brühen noch mit Gewürzen und Kräutern ganz nach persönlichen Vorlieben aufpeppen. Pfeffer, Chili & Co regen sogar zusätzlich den Schlank-Stoffwechsel an. Und solche Brühen haben in der Regel nur ganz wenige Kalorien, dass man sich gerne auch mal eine zweite Tasse gönnen darf, ohne ein schlechtes Gewissen zu bekommen.

Die richtigen Getränke

Nicht zu vergessen sind die Getränke, die man bei einer Gewichtsreduktion zu sich nimmt. Am besten sind Mineralwasser, Früchte- oder Kräutertees und auch mal eine Tasse Kaffee – alles bitte ohne Zucker. Viel trinken ist sehr wichtig, um unsere Entgiftung auf Vordermann zu bringen und Giftstoffe auszuscheiden, die das Abnehmen enorm behindern. Am besten trinkt man etwa zwei Liter über den Tag verteilt. Limonaden, Cola, Alkohol in jeder Form sind absolut tabu – auch die Light-Varianten ohne Zucker. Gerade diese Light-Getränke und alkoholfreien Varianten enthalten Dickmacher, die das Abnehmen total ausbremsen. Nochmal: Wer abnehmen will, sollte durch natürliche Getränke wie Wasser und Tee seine Entgiftung anregen.

Das Slimmie-Schlank-Konzept

1. Slim-Phase turbo
Ziel: mehr als 10 Kilo Gewichtsverlust insgesamt
Ablauf: alle 3 Hauptmahlzeiten durch Slimmies ersetzen
Zwischenmahlzeiten: Gemüse-Sticks mit Kräuterquark, Möhren knabbern, Brühe, Naturjoghurt, Magerquark, Harzer Käse
Getränke: 2 Liter zuckerfreie Getränke zum Entgiften
Dauer: Maximal 14 Tage, um den Stoffwechsel stark anzuregen und bis zu 6 Kilo abzunehmen.
Extras: Schlank-Pusher wie Mariendistel, Amara, Basenmittel und Laktobakterien wie in Kapitel 4 beschrieben einsetzen. Bitte immer die Packungsbeilagen beachten.

2. Slim-Phase normal
Ziel: bis zu 10 Kilo Gewichtsverlust insgesamt – im Anschluss an Phase 1 oder als Start, um bis zu 10 Kilo abzunehmen
Ablauf: 2 Hauptmahlzeiten durch Slimmies ersetzen
Zwischenmahlzeiten: wie in Phase 1
Hauptmahlzeiten: Gemüse / Kartoffeln mit Schale + Eiweiß aus magerem Fleisch, Fisch und Geflügel, Ei wie Rührei, Omelette, Fruchtspeisen mit Naturjoghurt und Magerquark
Getränke: 2 Liter zuckerfreie Getränke zum Entgiften
Dauer: kann bis zum Erreichen des Wunschgewichtes dauerhaft durchgeführt werden.
Extras: Schlank-Pusher wie in Phase 1

3. Slim-Phase light
Ziel: 2 bis 3 Kilo abnehmen oder als Erhaltungs-Phase nach Phase 1 + 2
Ablauf: 1 Hauptmahlzeit durch einen Slimmie ersetzen
Zwischenmahlzeiten: wie in Phase 1
Hauptmahlzeiten: Gemüse / Kartoffeln mit Schale + Eiweiß aus magerem Fleisch, Fisch und Geflügel, Ei wie Rührei, Omelette, Fruchtspeisen mit Naturjoghurt und Magerquark
Getränke: 2 Liter zuckerfreie Getränke zum Entgiften
Dauer: kann bis zum Erreichen des Wunschgewichtes dauerhaft durchgeführt werden – ideal als Erhaltungs-Phase
Extras: Schlank-Pusher wie in Phase 1

Easy to slim – einfach abnehmen

Das Slimmie-Schlank-Konzept funktioniert also ganz einfach. Je schneller und mehr Kilos man abnehmen möchte, desto häufiger soll man eine komplette Hauptmahlzeit durch einen Slimmie ersetzen. In der Turbo-Phase ersetzt man drei Hauptmahlzeiten durch drei Slimmies und für zwischendurch gibt es noch zwei Zwischenmahlzeiten wie bereits vorgeschlagen. 10 bis 14 Tage kann man diese Turbophase schon gut durchhalten, ohne dass einem die Slimmies zum Halse wieder heraus kommen. Man nimmt in dieser Phase besonders schnell und intensiv ab, weil die Slimmies viel Eiweiß in Form von Kollagen-Hydrolysat, Inulin und weitere Schlank-Pusher wie Flohsamen enthalten. Der Stoffwechsel und die Verdauung werden besonders stark angeregt, was zu einem guten Gewichtsverlust führt.

Viel Eiweiß macht schlank

Nach spätestens zwei Wochen sollte man sich aber wieder eine normale Mahlzeit am Tag gönnen, damit der Organismus sich nicht zu sehr an die Slimmies gewöhnt und schließlich den Stoffwechsel allmählich drosselt. Diese eine Hauptmahlzeit gibt dem persönlichen Geschmack und auch dem Körper die nötige Abwechslung, damit der Stoffwechsel nicht durch Einseitigkeit wieder langsam einschläft. Ob Frühstück, Mittagessen oder Abendbrot – wann man diese Hauptmahlzeit bevorzugt, das ist egal. Hauptsache ist: viel Eiweiß und wenig Kohlenhydrate. In dieser normalen Phase nimmt man immerhin pro Woche 1 bis 2 Kilos ab, je nachdem wie die Hauptmahlzeit und die Zwischenmahlzeiten ausfallen. Diese Phase reicht als Start-Phase für alle, die nur einige Kilos abnehmen wollen.

Gewicht dauerhaft halten

In der Light-Phase ersetzt man nur eine Mahlzeit am Tag durch einen Slimmie. Die beiden Hauptmahlzeiten sollten viel Eiweiß und wenig Kohlenhydrate enthalten. Die Zwischenmahlzeiten sollten leichte Snacks wie zuvor beschrieben sein. Auf diese Weise kann man problemlos pro Woche 1 bis 2 Pfund abnehmen, ohne dass man zu sehr auf Genuss verzichten muss. Für alle, die mit der Turbo- und Normal-Phase ordentlich abgespeckt haben, ist diese Light-Phase zur Erhaltung des Wunschgewichtes gedacht. Wer stark übergewichtig war, der wird mit der Light-Phase nämlich nicht mehr weiter abnehmen, nur Gewicht halten.

Die perfekte Hauptmahlzeit

Die perfekte Hauptmahlzeit setzt sich ganz einfach wie folgt zusammen: mehr hochwertiges Eiweiß und Vitalstoffe mit natürlichen Lebensmitteln verzehren. Die Auswahl der Lebensmittel ist riesengroß. Für jeden Geschmack gibt es genau die richtigen Lebensmittel. Man muss diese nur geschickt kombinieren, dann helfen sie auch beim Abnehmen. Man kombiniert ganz einfach vitalstoffreiche mit eiweißreichen Lebensmitteln.

Viel Eiweiß	Viele Vitalstoffe
• magere Milchprodukte:	• frisches Obst
• Milch, Joghurt, Quark	• frisches Gemüse
• magerer Käse (Harzer)	• Salat und Rohkost
• mageres Fleisch und Fisch	• Hülsenfrüchte
• magerer Schinken, Filet	• Vollkornprodukte
• Geflügel (ohne Haut)	• Cerealien (kein Fertig-Mix!)

Beispiele für Hauptmahlzeiten

Probieren Sie doch einfach mal folgende Mahlzeiten mit viel Eiweiß und gesunden Vitalstoffen:

- *Gegrilltes Hähnchenbrustfilet mit buntem Salat*
- *Putenschnitzel mit Gemüse nach Wahl*
- *Omelette mit Champignons und Bohnen*
- *Gebratenes Fischfilet mit Pellkartoffeln und Spinat*
- *Rührei mit Rohkost-Salat*
- *Lachsfilet mit Spargel*
- *Rohkostplatte mit Kräuter-Quark-Dipp*
- *Rinderfilet mit Gemüsegratin*
- *Eiersalat mit gedünstetem Gemüse*
- *Seelachsfilet mit Gurkensalat*

Und als Dessert können Sie Naturjoghurt oder Magerquark mit frischen Früchten der Saison und Cerealien zubereiten. Die Möglichkeiten für eiweißreiche Mahlzeiten sind wirklich unbegrenzt. Werden Sie einfach selbst kreativ und kombinieren Sie nach Lust und Laune.

Eiweißreiche Lebensmittel
Angaben Eiweiß in Gramm je 100 g Lebensmittel

Fleisch, Fisch, Eier, Nüsse, Milchprodukte und Hülsenfrüchte sind ausgezeichnete Lieferanten für Eiweiß. Am besten kombiniert man tierisches mit pflanzlichem Eiweiß. Dadurch wird die Wertigkeit des Eiweißes erhöht und der Körper kann dieses optimal verwerten.

Hülsenfrüchte
Rote Linsen	25 g
Schwarze Bohnen	25 g
Mungobohnen	24 g
Linsen	24 g
Kidneybohnen	21 g
Kichererbsen	20 g
Sojabohne	15 g

Nüsse und Samen
Kürbiskerne	32 g
Erdnüsse	25 g
Leinsamen	22 g
Cashewnüsse	21 g
Chiasamen	21 g
Sonnenblumenkerne	19 g
Mandeln	18 g
Pistazien	15 g
Sesamsamen	15 g

Backwaren, Getreide und Mehle
Sojamehl	50 g
Eiweißbrötchen	27 g
Kakao, stark entölt	23 g
Eiweißbrot	20 g
Weizenkleie	18 g
Haferkleie	15 g

Milch und Milchprodukte
Parmesan Käse	30 g
Harzer Käse	28 g
Emmentaler Käse	25 g
Limburger Käse	24 g
Ziegenkäse	22 g
Gouda Käse	22 g
Gorgonzola	20 g
Schafkäse	20 g
Feta Käse	20 g
Magerquark	15 g

Fleisch, Wurst, Fisch und Ei
Rindersteak	28 g
Parmaschinken fettarm	26 g
Kasseler	25 g
Thunfisch	24 g
Heilbutt	23 g
Hähnchenfilet	22 g
Kaninchen	22 g
Putenschnitzel	22 g
Schweineschnitzel	21 g
Lachsfilet	20 g
Corned Beef	20 g
Rinderfilet	20 g
Schinken, roh/gekocht	19 g
Seelachs	18 g
Pangasiusfilet	16 g
Tintenfisch	15 g
Ei, gesamt	13 g

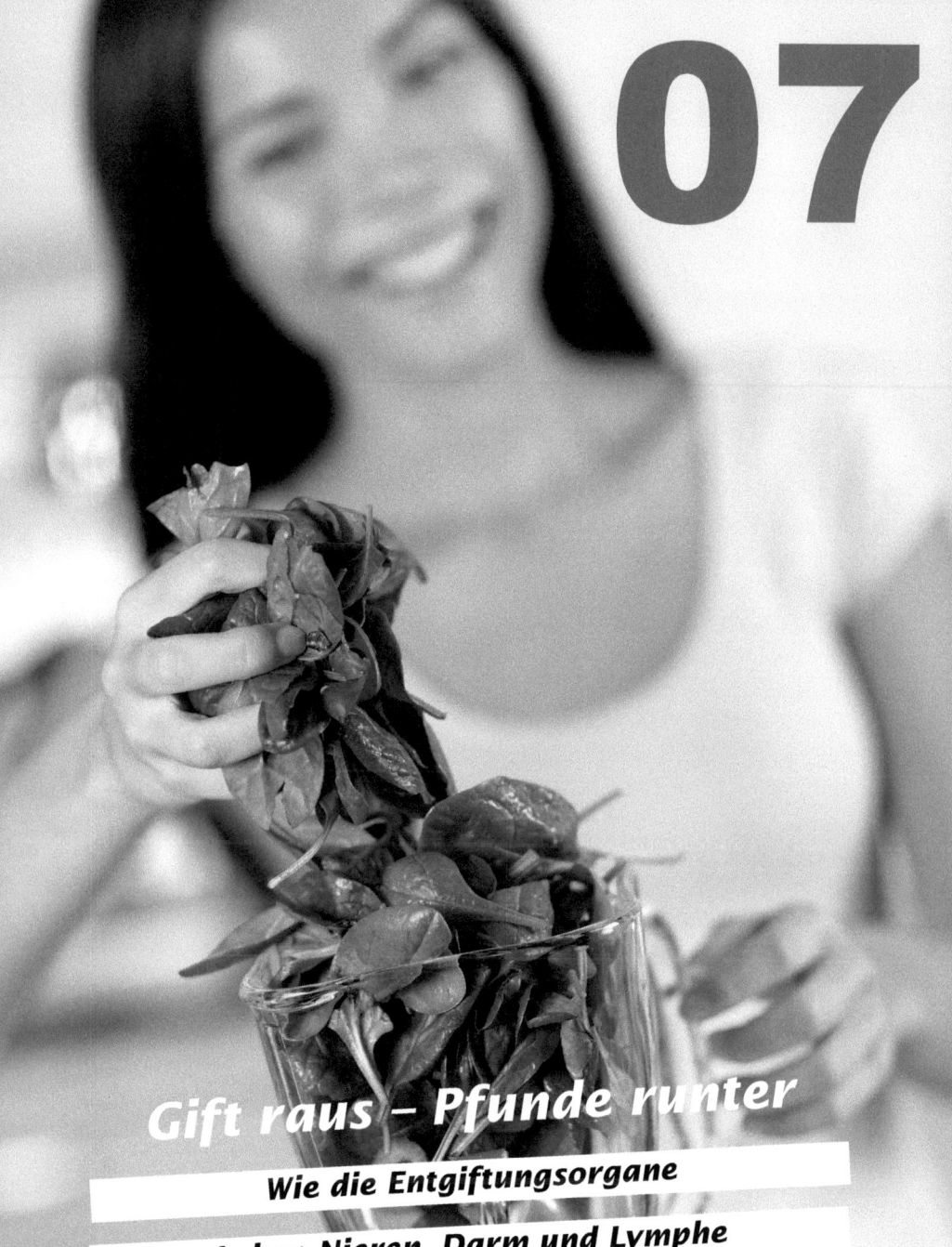

07

Gift raus – Pfunde runter

Wie die Entgiftungsorgane

Leber, Nieren, Darm und Lymphe

das Abnehmen sinnvoll unterstützen

Gift raus – Pfunde runter

Wie die Entgiftungsorgane Leber, Nieren, Darm und Lymphe das Abnehmen sinnvoll unterstützen

Wer über Jahre überflüssige Pfunde angesammelt hat, der hat nicht einfach nur Speck an Bauch, Hüften und Po zugelegt, sondern auch überflüssige Giftstoffe aus der Nahrung. Wie bereits in Kapitel 3 gesagt, stecken in unserer Nahrung nicht nur wertvolle und gesunde Vitalstoffe, sondern auch giftige Zusatzstoffe oder schädliche Toxine aus unserer Umwelt. Selbst in Bier, das nach einem strengen Reinheitsgebot gebraut wurde, können Giftstoffe wie Glyphosat nachgewiesen werden. Glyphosat ist das am häufigsten verwendete Ackergift, welches in Deutschland zur Bekämpfung von Unkraut eingesetzt wird.

Trotz Reinheitsgebot giftig

Glyphosat wird als erbgutschädigend und möglicherweise krebserregend eingestuft. Selbst wenn in deutschen Bieren nur geringe Mengen dieses Giftes nachgewiesen wurden, so beunruhigt das schon sehr. Wie sieht es mit anderen Lebensmitteln aus? Obst und Gemüse gelten als gesunde Vitalstoffbomben. Aber enthalten diese ebenfalls Rückstände von Giften bzw. Pestiziden? Schreckliche Antwort: ja! Selbst bei Bio-Produkten sind Rückstände von Umweltgiften aus der Luft oder dem Wasser nicht auszuschließen. Überall finden wir Giftstoffe, wenn wir danach suchen. Unser ganzer Globus scheint verseucht zu sein – mehr oder weniger. Das ist leider Fakt.

Viele Giftquellen

Giftstoffe kommen in unseren Körper durch eine falsche Ernährungsweise, durch Rauchen, Medikamente, Alkohol, durch negative Umwelteinflüsse wie z.B. Umweltgifte, schädliche Abgase, durch übermäßige UV-Strahlung, durch nicht ausgeheilte bakterielle oder virale Infekte und durch chronische Erkrankungen, wenn z.B. die Nieren nicht ordentlich funktionieren und Giftstoffe nicht korrekt ausgeschieden werden.

Die Dosis macht das Gift
Mit unserer Nahrung nehmen wir also unweigerlich mehr oder weniger Schadstoffe oder Toxine auf. Eigentlich ist das ganz normal und nicht weiter verwunderlich. Die Dosis macht schließlich das Gift. Solange wir uns also bewusst und abwechslungsreich ernähren, sind diese Nahrungsgifte nicht gefährlich. Unsere Entgiftungsorgane entsorgen die Toxine aus der Nahrung sehr zuverlässig. Wenn wir allerdings zu viel essen und trinken und die Pfunde anwachsen, dann speichern wir leider nicht nur unerwünschtes Fett an Hüfte, Bauch und Po, sondern eben auch diese überschüssigen Toxine.

Toxine machen fett
Diese überschüssigen Giftstoffe aus der Nahrung, die unsere Entgiftungsorgane nicht entsorgen können, werden mit dem überschüssigen Fett an den üblichen Körperstellen abgespeichert. Nun hat aber dieses Toxin-Fett leider eine sehr unangenehme Eigenschaft: es wirkt regelrecht wie ein Magnet auf Fette aus der Nahrung. Wer also schon ordentlich Fett auf Hüften & Co gespeichert hat, der läuft leicht Gefahr, dass das Fett aus der Nahrung auch dort aus reiner Gewohnheit abgespeichert wird. So wird man also ganz einfach immer fetter, auch wenn man mit der Ernährung aufpasst. Da kann man essen was man will, das bisschen Fett aus der Nahrung wandert wesentlich schneller in die Fettdepots, wenn man zuviele Giftstoffe im Körper hat. Toxine bzw. Giftstoffe im Körper behindern also den Fettstoffwechsel und damit eine gezielte Gewichtsreduktion.

Entgiftung ist angesagt
Die Lösung: das Gift muss raus. Wer die angesammelten Fettdepots an Hüften, Bauch und Po gezielt abspecken will, der muss erstmal die Giftstoffe aus dem Körper entsorgen. Und dabei helfen unsere Entgiftungsorgane: Leber, Nieren, Darm und Lymphsystem. Eine Entgiftung, medizinisch auch als Detoxification bezeichnet, regt die Toxin-Ausscheidung über unsere Entgiftungsorgane an. An erster Stelle bei einer Detoxification steht eine verstärkte Flüssigkeitszufuhr durch stilles Wasser, um die Gifte regelrecht aus dem Körper auszuschwemmen. Wichtig ist zudem die Anregung der Entgiftungsorgane durch verschiedene Naturheilmittel. Hier helfen Pflanzenwirkstoffe und Präparate, die speziell zur Entgiftung eingesetzt werden.

Mittel zur Entgiftung

Beliebte Mittel zum Entgiften sind: Heilkräuter in speziellen Kräuter- bzw. Fasten- oder Entschlackungstees, Mariendistel zur Anregung der Leberfunktion, Amara bzw. Bitterstoffe zur Regulierung der Darmtätigkeit, Basenmittel zum Entsäuern des Körpers oder Laktobakterien für eine gesunde Darmfunktion. Alle Mittel lassen sich gezielt einsetzen, um eine Entgiftung des Körpers zu unterstützen und eine Gewichtsreduktion zu fördern.

Wirkungsweise von Entgiftungstherapien

- Anregung von Leber- und Nierenfunktion
- Entgiftung des Gewebes
- Ausleitung von Toxinen über Leber, Nieren, Darm, Haut
- Optimierung des Stoffwechsels
- Lösung von Stoffwechselblockaden
- Aktivierung des Immunsystems
- Steigerung einer Gewichtsreduktion

Trinken für die Entgiftung

Wer seine Gewichtsreduktion sinnvoll unterstützen möchte, der sollte viel trinken, um die Giftstoffe im Körper über die Nierenfunktion gut auszuspülen. Ideal sind stilles Mineralwasser oder Kräutertees, die die Funktionen von Nieren, Leber und Darm anregen. Zu den beliebtesten sogenannten „Entschlackungs-Kräutern" gehören u.a. die Brennnessel, der Löwenzahn und Birkenblätter. In der Apotheke kann man sich einen individuellen Kräutertee zum Entgiften zusammen stellen lassen. Es werden auch Fertigmischungen in Drogerien, Apotheken und Reformhäusern angeboten. Lassen Sie sich einfach dort beraten. Solche Tees werden unter verschiedenen Bezeichnungen verkauft: zum Beispiel als Blutreinigungstee, Fastentee oder Entschlackungstee. Achten Sie einfach auf die Zusammensetzung der Mischung, besonders darauf, ob die vorgenannten Heilkräuter in diesen Mischungen enthalten sind. Bereiten Sie diese Fertig-Teemischungen dann einfach nach Anweisung zu und trinken Sie möglichst viel davon.

Wertvolle Schlankmacher

Die nachfolgende Tabelle mit den Schlank-Pushern 2.0 gibt eine einfache Übersicht zu diversen Mitteln, die die Entgiftungsorgane Leber, Nieren und Darm anregen und das Abnehmen sinnvoll unterstützen. Ausführliche Informationen zu den einzelnen Mitteln bzw. Präparaten finden Sie in Kapitel 4 in diesem Ratgeber. Ob Sie diese Mittel einzeln oder alle gemeinsam anwenden, das bleibt Ihnen überlassen. In ihrer Wirkung verstärken sich diese Schlank-Pusher 2.0 gegenseitig, was für eine gemeinsame Anwendung spricht. Probieren Sie einfach aus, welches Mittel Ihnen am meisten zusagt. Besonders am Beginn einer Gewichtsreduktion können diese Schlankmacher eine wertvolle Hilfe sein.

Schlank-Pusher 2.0 nach Plan

1. Heilkräuter-Tee
Je nach Tee-Mischung und Packungsanweisung 1 bis 2 Liter über den Tag verteilt trinken. Auf zuckerhaltige Getränke verzichten.

2. Mariendistel
Silymarin in Kapselform. Nach Packungsanweisung einnehmen. Ideal zum Start einer Gewichtsreduktion. Eine Kur mit Mariendistel sollte 4 bis 6 Wochen dauern.

3. Amara
Bittertropfen können sehr effektiv den Appetit reduzieren. Einfach 15 Minuten vor jeder Mahlzeit pur einnehmen und im Mund langsam einspeicheln.

4. Basenmittel
Eine Basenkur kann helfen, den Körper zu entsäuern und somit die Stoffwechsel-Funktionen anregen. Bitte immer die Packungsbeilage beachten.

5. Laktobakterien
Es müssen nicht immer Pillen sein. Spezielle Joghurts mit Laktobakterien sind bereits sehr effektiv, um eine gesunde Darmfunktion zu unterstützen. Täglich 1 Joghurt reicht aus. Aber bitte nur Joghurts ohne Frucht, ohne Zucker und ohne weitere Zusatzstoffe. Pur ist immer besser.

Zutatenlisten lesen

Wenn Sie eine Entgiftung mit Heilkräutern und speziellen Präparaten unterstützen wollen, dann ist es sehr sinnvoll, alle möglichen Toxine aus der Nahrung weitgehend zu vermeiden. Verzichten Sie auf überflüssigen Zucker, Zusatzstoffe in Lebensmitteln oder Fertiggerichten und künstliche Aromen, Farbstoffe & Co. Bevorzugen Sie frisches Obst und Gemüse aus Ihrer Region, weil dieses in der Regel geringer belastet ist als Exotenware. Achten Sie stets auf die Zutatenlisten von Lebensmitteln und vermeiden Sie Produkte mit schlechten Inhaltsstoffen. Eine Entgiftungs-Kur nützt Ihnen überhaupt nichts, wenn Sie mit der Nahrung ständig neue Giftstoffe aufnehmen.

Renovierung des Lebens

Betrachten Sie eine Gewichtsreduktion wie eine Renovierung des Körpers. Räumen Sie Ihren Körper auf und entsorgen Sie sämtlichen Schrott (überflüssige Gifte bzw. Toxine), um tatsächlich Ballast (Gewicht) abzubauen. Wenn Sie dann mit der Renovierung (Gewichtsreduktion) fertig sind, dann erstrahlt Ihr Körper in neuem Glanz (straffe und schlanke Figur). In einem renovierten Körper macht es letztlich auch viel mehr Spaß, das Leben neu zu gestalten und zu genießen.

08

Das braune Anti-Fett-Wunder

Wie man mit Kälte gezielt hartnäckige Fettpolster an Bauch, Beinen, Po & Co abbauen kann

Das braune Anti-Fett-Wunder

Wie man mit Kälte gezielt hartnäckige Fettpolster an Bauch, Beinen, Po & Co abbauen kann

Da hat man stolz viele Kilos abgespeckt und die Kleidergröße deutlich reduziert, aber an gewissen Körperstellen wollen die Fettpolster einfach nicht verschwinden. Diese Fettpolster an Bauch, Hüfte, Po und Oberarmen sind einfach zu hartnäckig und lassen sich durch Abnehmen nicht einschmelzen. Doch für alle Fett-Geplagten gibt es eine gute Nachricht: Lesen Sie einfach dieses Kapitel und lassen Sie sich überraschen. So bekommen Sie auch Ihr Fett weg.

Fett für Notzeiten

Die Fettpolster an den typischen Problemzonen sind so hartnäckig, weil unser Körper diese Fettdepots partout nicht hergeben will, sondern für mögliche Notzeiten benötigt. Wenn man auch noch so viele Kilos abspeckt, an diesen Problemzonen schwabbelt es trotzdem weiter. Die schnellste Lösung: ab zum Schönheits-Doktor und das Fett absaugen lassen. Kostet nur ein paar tausend Euro, tut mitunter höllisch weh, aber es hilft – in vielen Fällen. Okay, nicht immer. Viele Abgesaugte würden diese Prozedur nicht mehr über sich ergehen lassen, weil die Figur hinterher immer noch nicht gut aussieht. Statt Fett absaugen lassen und viel Geld ausgeben lohnt es sich wirklich, erstmal weiter zu lesen.

Weißes Fett als Energiespeicher

Hartnäckige Fettpolster entstehen nicht von heute auf morgen. Sie wachsen mit den überschüssigen Kalorien, die man tagtäglich in sich reinfuttert. Jeden Tag ein wenig mehr – bis dann irgendwann die gefürchteten Rettungsringe angefuttert sind. Die überschüssigen Kalorien werden als Reserve für harte Zeiten im sogenannten „weißen Fett" gespeichert. Wenn aber diese Notzeiten des Hungers nicht eintreten, dann wachsen diese Reserven immer weiter. Allerdings besitzen wir neben dem weißen Fett auch braunes Fettgewebe, das eine ganz besondere Aufgabe hat: es kann unter bestimmten Umständen weißes Fett regelrecht verbrennen und damit spür- und sichtbar abbauen. Wie das funktioniert, das erkläre ich Ihnen gerne.

Braunes Fett für Wärme

Jeder Mensch besitzt etwa 50 Gramm braunes Fettgewebe im Körper, Frauen etwas mehr, Adipöse leider etwas weniger. Dieses braune Fett hat besonders viele Mitochondrien, kleine Energiekraftwerke, die Fettreserven verbrennen können. Aktiviert wird das braune Fettgewebe durch Kälte. Die Kälte startet im braunen Fett über das sympathische Nervensystem ein metabolisches Programm zur Produktion von (Körper)Wärme. Das braune Fett sorgt also dafür, dass wir bei Kälte nicht frieren. Die Körpertemperatur wird erhöht. Und genau dafür verbrennt das braune Fettgewebe Fett aus den weißen Fettreserven. Durch diese Fettverbrennung wird also Wärme erzeugt und weißes Fett reduziert. Braunes Fettgewebe hat also eine wichtige Körperfunktion: es hält bei Kälte die Körpertemperatur aufrecht.

Kälte aktiviert Fettabbau

Was jetzt so einfach klingt, das lässt sich auch ganz einfach und gezielt zum Fettabbau nutzen. Wer seine hartnäckigen Fettdepots reduzieren möchte, der muss einfach nur öfter frieren. Das ist kein Witz, sondern echte Wissenschaft. Aktivieren Sie Ihren Fettabbau, indem Sie zum Beispiel im Winter Ihre Wohnung nicht überheizen. Jedes Grad weniger in den eigenen vier Wänden bringt Ihren Körper dazu, sich selbst mehr aufzuheizen, indem mehr Fettzellen verbrannt werden. 20°C Raumtemperatur sind im Winter ideal, um das braune Fettgewebe zu aktivieren. Noch besser: nach einer Dusche immer zum Schluss kalt abduschen, so kalt wie Sie es eben aushalten. Oder bei Kälte bewusst nach draußen gehen, spazieren gehen, die Kälte spüren. Schwimmen in kaltem Wasser, ein Fuß-Eisbad, das Kühlen der Handgelenke usw. – all das wirft den eigenen Fettverbrennungsmotor an.

Teure Kältebehandlung

Kälte ist also das absolute Zaubermittel, um hartnäckige Fettpolster zum Schmelzen zu bringen. Das haben auch kluge Wissenschaftler entdeckt und eine medizinische Methode zur Fettschmelze entwickelt: die Kryolipolyse. Die Kryolipolyse ist ein nichtinvasives Verfahren, welches hartnäckige Fettdepots mit Vakuum-Kühlapplikatoren gezielt zum Schmelzen bringt. Dabei werden die betroffenen Fettpolster in den Applikator eingesaugt und – je nach Behandlungssystem – für 40 bis 60 Minuten abgekühlt. Die Fettzellen kristallisieren bereits bei +5° C und sterben später ab. Der Körper baut diese abgestorbenen Fettzellen in den nächsten Wochen ab. Tatsächlich haben Studien den Erfog dieser Methode belegt. Fett lässt sich tatsächlich effektiv wegfrieren.

Mögliche Nebenwirkungen
Aber leider hat auch die Kryolipolyse einen Haken: sie ist wieder einmal sehr teuer und kann je nach Anzahl der Fettpolster mehrere tausend Euro kosten. Und besonders angenehm ist das Einsaugen und Einfrieren der Fettpolster auch nicht gerade. Teilweise ist diese Methode sogar schmerzhaft, es können starke Rötungen oder sogar Hämatome entstehen. Manchmal kommt es sogar zu Entzündungen, Pigmentstörungen oder Sensibilitätsstörungen. Wer also trotz der möglichen Risiken eine Kryolipolyse anstrebt, der sollte sich unbedingt in erfahrene Hände eines Arztes begeben – und nicht in einem Schönheits-Gefrier-Studio diese Behandlung vornehmen lassen. Machen Sie sich vorher unbedingt schlau über die Anwender dieser Methode. Besser ist besser.

Coolpacks für die Fettschmelze
Jetzt möchte ich Ihnen aber endlich meinen persönlichen Knüller vorstellen: Abnehmen durch gezielten Kälteeinsatz. Sie selbst können bequem zu Hause eine sensationelle Behandlung vornehmen, um besser und schneller abzunehmen und hartnäckige Fettpolster abzubauen. Alles was Sie dazu benötigen sind diverse Coolpacks in verschiedenen Größen, die man in Apotheken und Drogeriemärkten für wenig Geld kaufen kann. Und dann können Sie sich auch schon auf eine wundersame Kälte-Behandlung freuen.

Frieren ohne Zittern
Wenn Sie also keine Lust haben, eine teure Fettabsaugung oder eine Kryolipolyse durchführen zu lassen, dann müssen Sie eben gezielt frieren. Die richtige Kältedosis dabei ist Kälte ohne Zittern. Muskelzittern verhindert leider den Fettabbau und hilft beim Abnehmen überhaupt nicht. Die Kälte darf also nicht unangenehm sein, die Zähne dürfen nicht klappern. Das Kälteempfinden dabei ist subjektiv: der eine friert eher

und mehr, der andere weniger bis selten. Der eine braucht im Winter dicke Eskimo-Bekleidung, um bei 10°C nicht zu erfrieren, der andere läuft noch bei Minusgraden im T-Shirt herum. Also: Kälte ist relativ.

Coole Idee

Nach meinen neuen Kälte-Erkenntnissen habe ich dann überlegt, wie ich die Kälte gezielt nutzen kann. Wer mich kennt, der weiß, dass ich sogleich eigene Experimente gestartet habe. Im Drogeriemarkt habe ich mir sogenannte Coolpacks in verschiedenen Größen gekauft: kleine quadratische in ca. 13 cm x 14 cm und längliche in ca. 12 cm x 29 cm. Diese Coolpacks heißen auch Kalt-Warm-Kompressen, sind aus Kunststoff und mit einem Gel gefüllt. Normalerweise verwendet man diese Kompressen, um zum Beispiel Prellungen, Zerrungen oder Schwellungen zu behandeln. Je nach Anwendung werden diese Kompressen entweder erwärmt oder gekühlt. Für meine Idee der Kälte-Behandlung waren diese Kompressen also ideal.

Bauchspeck muss weg

Ich habe diese Kompressen ins Tiefkühlfach gelegt und diese ordentlich gekühlt. Am nächsten Tag startete ich dann meinen ersten Versuch: Ich nahm die längliche Kompresse und steckte diese in das zugehörige Stoffsäckchen, welches sich recht weich auf der Haut anfühlt. Erstmal habe ich dieses Coolpack mit Stoffsäckchen pur auf meinen Bauch gelegt. Nach kurzer Zeit wurde es mir aber viel zu kalt, so dass ich noch ein Gästehandtuch untergelegt habe. Das funktionierte gut. Es war kalt, aber eben nicht so kalt, dass mein Bauch zu Eis erstarrte. Das ließ sich gut 30 Minuten aushalten. Danach war mein Bauch gut kalt, aber nicht erfroren.

Kälte ist Wellness

Nach einigen Tagen empfand ich die Kälteanwendung auch nicht mehr als unangenehm, sondern eher wie eine ungewöhnliche Wellness-Behandlung. Mein Bauch wurde regelrecht „scharf" auf die Behandlung. Und am Ende der Abkühlung machte sich stets ein wohliges, kribbelndes Wärmegefühl bemerkbar. So angenehm, dass ich fast süchtig danach wurde. Nur eine Nebenwirkung musste ich in den ersten vier Wochen feststellen: mein Stoffwechsel wurde derart gepusht, dass ich zweimal täglich Stuhlgang hatte. Erst fand ich das etwas beunruhigend, aber dann war mir klar: das abgebaute Fett muss raus – und das nun mal nicht zu den Ohren! Also war die Sache mit dem Stuhlgang für mich logisch: mehr Fett abbauen und verdauen bedeutet auch mehr Stuhlgang.

Erhöhter Fettstoffwechsel
Nach etwa vier Wochen normalisierte sich die Sache mit dem Stuhlgang, und ich experimentierte weiter. Man kann diese Coolpacks nicht nur auf die hartnäckigen Fettpolster legen, sondern auch direkt auf das braune Fettgewebe. Die rund 50 Gramm braunes Fettgewebe befinden sich hauptsächlich in der Schlüsselbeinregion, im Nacken und am Rücken. Ich legte mein Coolpack auf die Schlüsselbeinregion. Mit der Kühlung hier wird dann dieses braune Fett direkt aktiviert und wirkt wie ein Turbo für den Fettstoffwechsel. Auch hier erhöhte sich wieder meine Stuhlgang-Frequenz. Aber nach ein paar Tagen regelte sich auch das wieder. Nach kurzer Zeit konnte ich feststellen: meine Haut am ganzen Körper wirkte fester. Mein Po war knackiger, meine Oberschenkel straffer und auch meine Oberarme wirkten wieder deutlich strammer. Was für eine wundersame Wirkung!

Angenehme Kälte
Nun, diese Kältebehandlung will ich nicht mehr missen. Mit der richtigen Kälte, die man noch ohne zu frieren angenehm findet, kann man viel bewirken. Ich trainiere täglich auf meinem Crosstrainer, aber diesen Fettschmelz-Effekt wie bei der Kälteanwendung habe ich zuvor so nie erlebt. Immerhin habe ich mein ewiges Fettröllchen am Bauch eingeschmolzen, so dass mein Bauch jetzt wieder schön definiert ist. Dafür habe ich gut vier Wochen lang jeden Tag mein Coolpack für etwa 30 Minuten auf mein Bauch-Fettröllchen gelegt. Ob die gezielte Behandlung von Fettpolstern oder die allgemeine Anregung des Fettstoffwechsels: Kälte ist ein ausgezeichneter Schlank-Pusher. Einfach super!

Sensationelle Erfolge
Insgesamt hat sich nach rund drei Monaten Kältebehandlung viel getan: Meine engen Jeans sitzen besser, der Bauch spannt nicht mehr und meine Beine sind schlanker geworden. Zwar hatte ich keine echten Fledermaus-Schwabbelarme, aber im T-Shirt sehe ich nun wieder viel knackiger aus. Toll, was man mit Kälte erreichen kann. Und damit auch Sie dieses braune Anti-Fett-Wunder erleben können, werde ich Ihnen nun die verschiedenen Möglichkeiten der Kälteanwendung genau erklären.

Die Kälteanwendung zur Fettschmelze

Das benötigen Sie:
Kalt/Warm-Kompressen in verschiedenen Größen, kleine Tücher zur Anpassung der Kälte auf der Haut. Die Kompressen legen Sie ins Gefrier- oder Eisfach des Kühlschranks.

Die Behandlungsmöglichkeiten

1. Fettpolster direkt behandeln
Nehmen Sie die gewünschte(n) Kompresse(n) aus dem Gefrierfach. Legen Sie ein Tuch auf die zu behandelnden Fettpolster (z.B. auf den Bauch) und anschließend die kalte Kompresse darauf. Wenn die Kälte zu extrem ist, das Tuch doppelt oder dreifach falten oder ein dickeres Tuch verwenden. Die Kälte darf nicht unangenehm werden oder gar schmerzen. Sie können die Kälte-Kompressen auch mit einem Tuch umwickeln und mit einem breiten Gummiband an Armen oder Beinen befestigen. Auch enge Leggings, Radler und Stretch-Shirts eignen sich, um die Kompressen an Ort und Stelle zu fixieren. 30 Minuten täglich behandeln. Nach einigen Tagen sollten Sie eine spürbare Wirkung feststellen.

2. Fettstoffwechsel allgemein anregen
Hinter dem Schlüsselbein befindet sich das meiste braune Fettgewebe. Dieses können Sie durch eine Kälteauflage deutlich aktivieren und so den körpereigenen Fettstoffwechsel anregen. Legen Sie dazu die mit einem Tuch umwickelte Kälte-Kompresse auf die Schlüsselbein-Region – aber bitte nicht zu nah an den Hals, weil sonst die Schilddrüse stark irritiert werden kann. 30 Minuten täglich reichen aus zur allgemeinen Fettmobilisation.

Wichtig:
Bitte umwickeln Sie die Kompressen immer mit soviel Stoff, dass Sie persönlich die Kälte als wirksam, aber nicht unangenehm empfinden. Jeder empfindet Kälte sehr individuell. Behandeln Sie so lange, bis Sie mit dem Erfolg zufrieden sind. Ihr eigenes Wohlbefinden bestimmt über die Dauer der Behandlung. Stellen Sie sich auch darauf ein, dass Sie anfangs eine erhöhte Stuhlgang-Frequenz haben, weil der Körper tatsächlich mehr Fettstoffe abbaut, die schließlich ausgeschieden werden müssen.

Anhaltender Schlank-Prozess
Braune Fettzellen werden durch Kälte nicht nur aktiviert, sondern regelrecht trainiert. Nach einer Weile der Kältebehandlung vermehrt sich sogar die Anzahl der braunen Fettzellen, was sich letztlich sehr positiv auf den Fettstoffwechsel und den Muskelaufbau auswirkt. Wenn nämlich vermehrt weiße Fettzellen abgebaut werden, wird die Muskeltätigkeit als Nebeneffekt dadurch erleichtert. Man bewegt sich regelrecht leichtfüßiger und mehr, was die Muskeln aufbaut. Und mehr Muskelkraft bedeutet schließlich, dass mehr Energie in Form von Fett verbraucht wird. Mit der Kälteanwendung können Sie also einen Prozess anregen, der Sie nach und nach immer schlanker macht.

Ihre eigene Verantwortung
Wenn Sie die Kältebehandlung bei sich anwenden, sollte Ihnen klar sein, dass Sie keine Erkrankungen oder Stoffwechselstörungen haben, die auf Kälte negativ reagieren. Für die Eigenbehandlung mit Kälte gibt es tatsächlich (noch) keine wissenschaftlichen Beweise, keine näheren Untersuchungen oder gar Studien. Ich habe mir diese Behandlung selbst ausgedacht und für mich persönlich als sehr wirksam eingestuft. Wenn Sie diese Behandlung testen möchten, dann tun Sie das auf Ihre eigene Verantwortung. Sie sind also Ihr eigenes Versuchskaninchen. Hören Sie auf Ihren Körper und Ihr Gefühl – wenn Ihnen die Kältebehandlung gut tut, dann sollte alles in Ordnung sein. Ich wünsche Ihnen auf jeden Fall gutes Gelingen und einen großen Schlank-Erfolg.

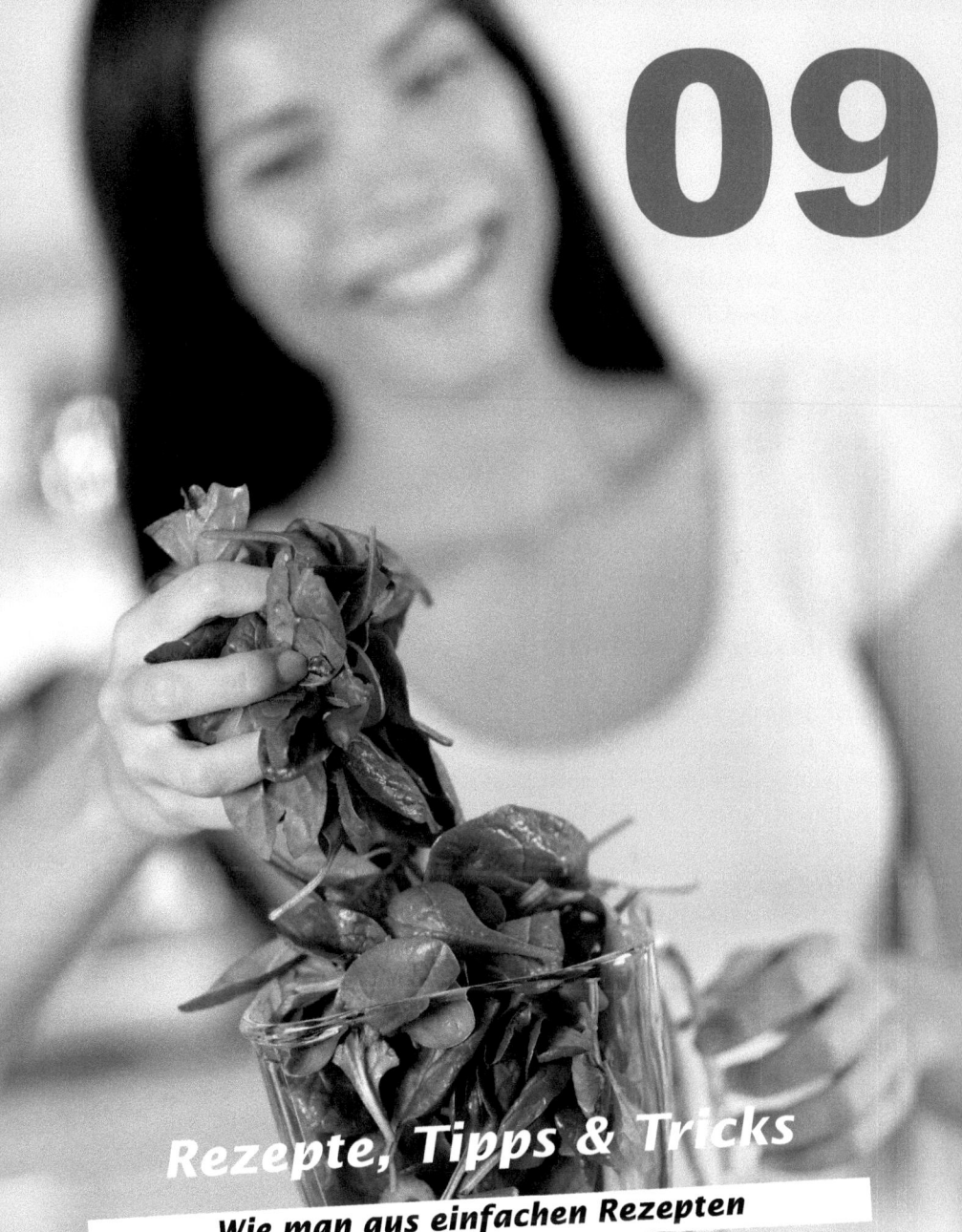

09

Rezepte, Tipps & Tricks

Wie man aus einfachen Rezepten

eigene Lieblings-Slimmies entwickelt

und mit Geschmack abnehmen kann

Rezepte, Tipps & Tricks

Wie man aus einfachen Rezepten eigene Lieblings-Slimmies entwickelt und mit Geschmack abnehmen kann

Nun wissen Sie bereits, welche gefährlichen Zusatzstoffe in Lebensmitteln Sie unbedingt vermeiden sollten, wenn Sie nicht zusehends unpässlicher und dicker werden wollen. Achten Sie beim Einkaufen immer auf die Zutatenlisten und verwenden Sie möglichst nur natürliche und unbehandelte Lebensmittel. Wenn möglich, dann kochen Sie lieber immer selbst und frisch, statt Fertigprodukte oder Fast Food zu verzehren.

Schluss mit Überfluss

Wenn Sie irgendwann einmal sprichwörtlich die Schnauze voll haben und den angesammelten Ballast der letzten Zeit – überflüssige Pfunde und Körpergifte – loswerden möchten, dann hilft Ihnen mein neues Schlank-Konzept mit meinen köstlichen Slimmies und den speziellen Schlank-Pushern. Bauen Sie die überflüssigen Pfunde nach und nach ab und entsorgen Sie gleichzeitig die Schadstoffe, die Ihre Gesundheit unnötig belasten. Nutzen Sie dazu die wirksamen Pflanzenstoffe wie Mariendistel oder Bitterstoffe, die die Funktionen von Leber, Nieren und Darm sinnvoll unterstützen. Und den hartnäckigen Fettpolstern, die selbst nach einer erfolgreichen Gewichtsreduktion nicht verschwinden wollen, können Sie mal eine eiskalte Abfuhr erteilen.

Eigene Rezepte entwickeln

Mit meinem neuen Schlank-Konzept sollte Abnehmen nicht langweilig oder gar zur Tortur werden. Dank meiner köstlichen Slimmies ist für wohlschmeckende Abwechslung gesorgt. Die nachfolgenden Rezepte sind nur einige Beispiele und Anregungen für die Entwicklung eigener Slimmie-Rezepte. Welche Obst- und Gemüsesorten sich ideal für Ihre Slimmies eignen, das ersehen Sie aus der nebenstehenden Übersicht. Selbstverständlich können Sie auch herkömmliche Smoothies mit den passenden Schlank-Pushern zu Schlank-Slimmies umtrimmen.

Ideales Obst und Gemüse für Slimmies

Ideal für Slimmies eignen sich Obst- und Gemüsesorten mit einem optimalen Glukose-Fruktose-Verhältnis: weniger Fruktose als Glukose – perfekt für Schlank-Slimmies. Der Apfel ist hier eine gute Ausnahme, die aber bereits ausführlich erklärt wurde. Gute und köstliche Beispiele für Obst und Gemüse sind:

Obst

- Apfel
- Aprikosen
- Bananen
- Brombeeren (auch TK)
- Grapefruit
- Honigmelone
- Kapstachelbeere
- Litchi
- Mandarinen
- Mirabellen
- Nektarinen
- Papaya
- Passionsfrucht
- Pflaumen
- Reneclauden
- Sauerkirschen
- Süßkirschen
- Trauben
- Zitronen
- Zwetschgen

Gemüse

- Avocado
- Blaukraut
- Blumenkohl (evtl. blanchiert)
- Brokkoli (evtl. blanchiert)
- Chicoree
- Chinakohl
- Fenchel
- Gurke
- Karotten
- Kohlrabi
- Kürbis
- Paprikaschoten
- Pastinaken
- Radieschen und Rettich
- Rosenkohl (evtl. blanchiert)
- Salate – alle Sorten
- Spinat
- Weißkraut
- Zuckermais
- Zwiebeln

Apfel-Slimmie

- 1 Apfel (ca. 100 g)
- 150 g Naturjoghurt
- 100 ml Wasser
- 10 g Kollagen-Hydrolysat
- 1/2 TL Inulin
- 1/2 TL Flohsamenschalen, gemahlen

Den Apfel waschen, vierteln, mit dem Kerngehäuse und den Kernen klein schneiden und in den Mixer geben. Die Kerne enthalten ebenfalls wertvolle Powerstoffe wie zum Beispiel Vitamin B17 und Bitterstoffe, die beim Abnehmen helfen. Ein starker Mixer zerkleinert diese Kerne problemlos zu feinsten Mikrostückchen, die man hinterher im Slimmie nicht mehr spürt und schmeckt. Anschließend geben Sie den Joghurt, das Wasser, das Kollagen-Hydrolysat, Inulin und Flohsamenschalen-Pulver dazu. Im Turbo-Mixer wird alles für etwa 1 Minute zu einem homogenen Fruchtbrei gemixt. Ein normaler Haushalts-Mixer braucht länger und bereitet möglicherweise auch nicht so eine feine Creme wie ein Turbo-Mixer.

Wenn Sie mögen, können Sie auch Leinsamen und Chiasamen mit in den Mixer geben, das Rezept mit etwas Zimtpulver, Vanillemark und Honig abschmecken. Wenn Sie es ohne Honig süßen möchten, dann sollten Sie mal Stevia probieren. Dieser Apfel-Slimmie schmeckt richtig apfelig-fruchtig und macht dank Flohsamen schön satt und kann somit eine komplette Mahlzeit ersetzen.

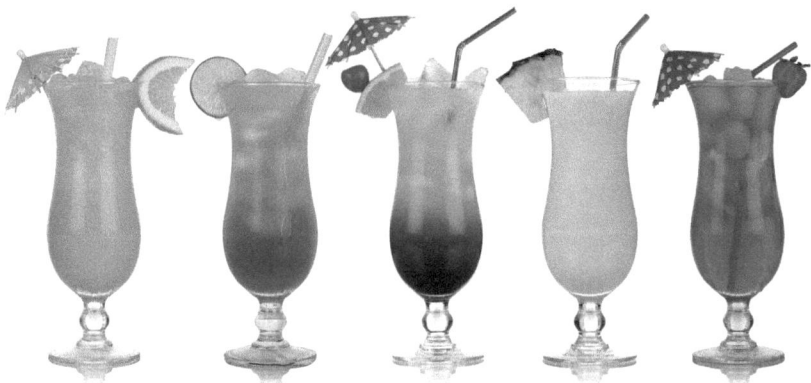

Pflaumen-Slimmie

- 100 g Pflaumen oder Zwetschgen
- 100 g Naturjoghurt
- 50 g Magerquark
- 100 ml Wasser oder fettarme Milch
- 2-3 getrocknete Pflaumen, ohne Kern
- 10 g Kollagen-Hydrolysat
- 1/2 TL Inulin
- 1/2 TL Flohsamenschalen, gemahlen

Die Pflaumen bzw. Zwetschgen waschen und entkernen. Gemeinsam mit den übrigen Zutaten in den Mixer geben. Es entsteht eine Pflaumen-Creme, die man trinken oder auch löffeln kann.

Wer diesen Slimmie geschmacklich aufwerten möchte, der kann gerne Gewürze wie Vanille, Ingwer, Koriander, einen Hauch Nelke und Muskat zum Abschmecken verwenden. Auch ein wenig Fenchel oder Anis gibt diesem Slimmie den ganz besonderen Pfiff. Da darf jeder ruhig kreativ werden.

Gesüßt wird dieser Slimmie mit etwas Honig oder Stevia. Wenn man die perfekte Gewürz-Mischung für sich gefunden hat, dann eignet sich dieser Slimmie auch als Dessert für Gäste. Ansonsten ist ein Pflaumen-Slimmie ein perfekter Sattmacher und ersetzt leicht eine komplette Mahlzeit. Ideal für Süßmäulchen.

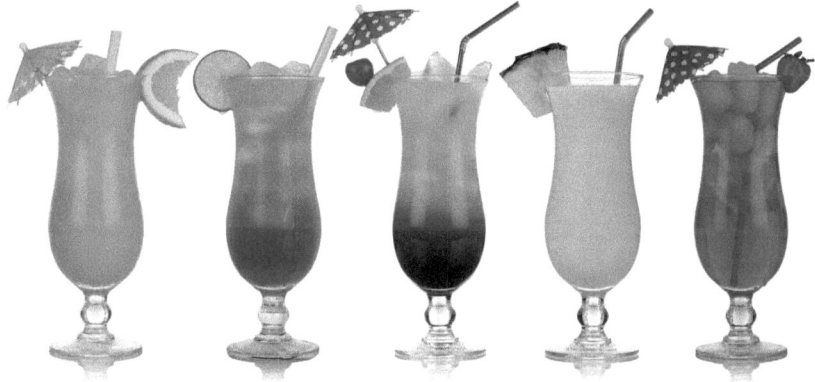

Spinat-Slimmie

- 50 g Blattspinat, gewaschen
- 1 Apfel (ca. 100 g)
- 150 g Naturjoghurt
- 50 ml Wasser oder fettarme Milch
- 1 Spritzer Zitronensaft
- 10 g Kollagen-Hydrolysat
- 1/2 TL Inulin
- 1/2 TL Flohsamenschalen, gemahlen

Jetzt wird mein beliebter Apfel-Slimmie grün. Der Blattspinat liefert viel Vitamin K, welches wichtig für die Blutgerinnung und für den Calciumstoffwechsel ist. Geben Sie einfach alle Zutaten in den Mixer und bereiten Sie einen cremigen Spinat-Slimmie. Auch dieser Slimmie macht schön satt und fördert eine gesunde Verdauung.

Wenn Sie diesen Lecker-Slimmie geschmacklich abrunden möchten, so können Sie gerne mit etwas Honig oder Agavendicksaft süßen. Auch eine Prise Muskat tut diesem Slimmie sehr gut. Mögen Sie Chia-Samen? Rein damit – etwa 1 EL reicht aus. Das passt ebenfalls, macht aber den Slimmie noch etwas fester. Eventuell müssen Sie noch etwas Wasser hinzugeben, damit er schön geschmeidig bleibt. Statt Wasser können Sie auch ein paar Eiswürfel verwenden, wenn Sie lieber coole Slimmies mögen. Experimentieren Sie einfach etwas, um Ihren eigenen Lieblings-Slimmie zu mixen.

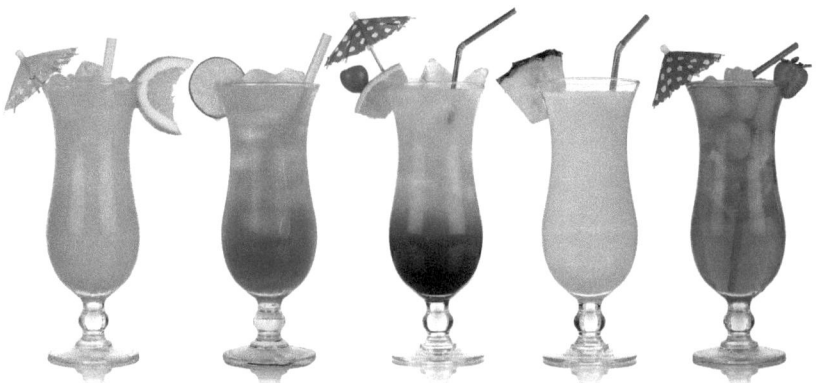

Kartoffel-Slimmie

- 100 g Pellkartoffeln gekocht, vom Vortag
- 150 g Naturjoghurt / Magerquark / Buttermilch
- 50 ml Wasser
- 1/2 TL gekörnte Brühe
- 1 Prise Muskat
- 10 g Kollagen-Hydrolysat
- 1/2 TL Inulin
- 1/2 TL Flohsamenschalen, gemahlen

Slimmie geht auch würzig. Verwenden Sie am besten kleine, festkochende Kartoffeln. Kochen Sie diese schon einen Tag vorher. Durch das Abkühlen entsteht in den Kartoffeln resistente Stärke, die der Körper nicht komplett verwerten kann. Dadurch werden ordentlich Kalorien gespart. Zudem enthalten Kartoffeln viel Kalium, was entwässernd und entgiftend wirkt.

Alle Zutaten in den Mixer geben – die Kartoffeln bitte mit Schale, weil diese besonders reich an Kalium ist. Der Kartoffel-Slimmie ist ein echter Mahlzeiten-Ersatz und schmeckt ähnlich wie köstlicher Kartoffelbrei. Sollte der Slimmie zu fest werden, einfach etwas mehr Wasser verwenden. Mein persönlicher Geheim-Tipp: ein wenig geröstetes Sesamöl hinzu geben – das schmeckt einfach göttlich. Gerne kann man den Kartoffel-Slimmie auch in der Mikrowelle aufwärmen und genüsslich mit dem Esslöffel schlemmen. Außergewöhnlich – aber lecker und gut!

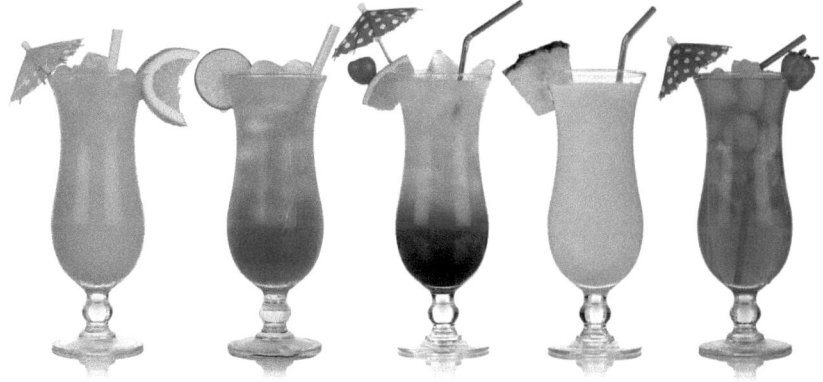

Kirsch-Slimmie

- 150 g Sauerkirschen, entsteint
- 1 Apfel (ca. 100 g)
- 150 g Naturjoghurt
- 50 ml Wasser oder fettarme Milch
- 1 Spritzer Zitronensaft
- 10 g Kollagen-Hydrolysat
- 1/2 TL Inulin
- 1/2 TL Flohsamenschalen, gemahlen

Der Kirsch-Slimmie ist etwas für Süßmäulchen. Nach Belieben kann er mit etwas Honig oder Agaven-Dicksaft gesüßt werden. Wenn man ein paar Eiswürfel mit in den Mixer gibt, ist dieser Slimmie eine echte Erfrischung in der Sommerzeit. Allerdings sollte man bedenken, dass ein Kirsch-Slimmie eine komplette Mahlzeit ersetzen kann. Für ein Dessert nach einem Essen ist dieser Slimmie also nicht geeignet. Zum Abnehmen wäre das dann zuviel des Guten.

Wer den Geschmack noch etwas aufbessern möchte, der kann gerne noch einige geröstete Mandeln oder einen Esslöffel Amaretto mit in den Mixer geben. Der Amaretto in der geringen Menge schadet nicht der Figur, aber er erfreut den Gaumen. Mein Tipp: Gemeinsam mit einer weiteren Person zwei Slimmies teilen. Vorab gibt es für jede Person z.B. einen halben Kartoffel-Slimmie und als Dessert einen halben Kirsch-Slimmie. So hat man Hauptmahlzeit und Nachtisch. Das passt.

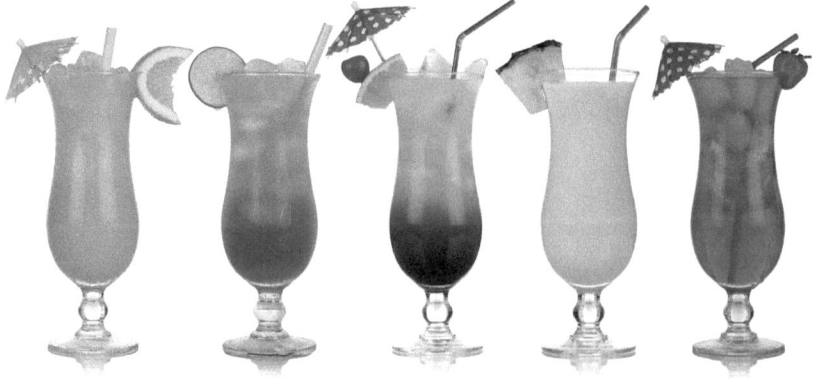

Gurken-Slimmie

- **1/2 Salatgurke**
- **1 kleiner Apfel**
- **150 g Naturjoghurt**
- **50 ml Wasser**
- **1 Spritzer Zitronensaft oder Apfelessig**
- **1/2 TL gekörnte Brühe**
- **etwas Dill**
- **10 g Kollagen-Hydrolysat**
- **1/2 TL Inulin**
- **1/2 TL Flohsamenschalen, gemahlen**

Wenig Kalorien – aber pappsatt: das macht der Gurken-Slimmie. Er schmeckt ein wenig wie Gurkensalat zum Trinken. Durch die enthaltenen Schlank-Pusher sättigt der Gurken-Slimmie aber bedeutend besser als ein Gurkensalat. Mit etwas Honig oder Agavendicksaft kann man den Geschmack etwas versüßen.

Sollte der Gurken-Slimmie zu flüssig werden, kann man auch noch einen Esslöffel Chia-Samen oder Leinsamen mit in den Mixer geben. Ansonsten kann man beim Mixen immer mit der Menge Wasser die Konsistenz des jeweiligen Slimmies nach Wunsch regeln. Lieber flüssiger zum Trinken – dann nimmt man einfach etwas mehr Wasser. Lieber cremiger zum Löffeln – dann etwas weniger Wasser oder noch ein paar Quellstoffe wie Chia- oder Leinsamen zugeben.

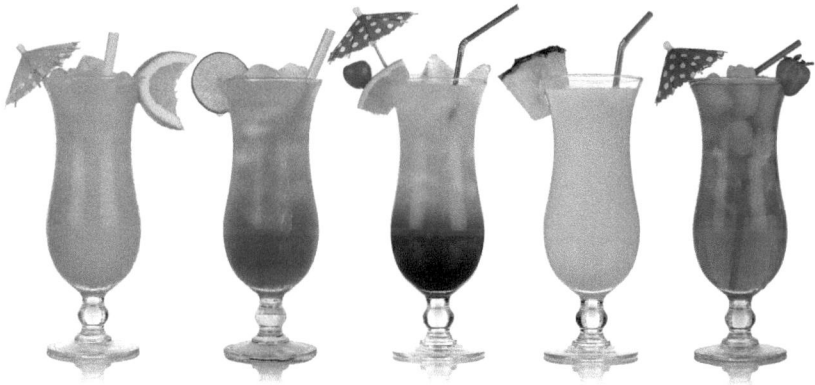

Pfirsich-Slimmie

- 2 Pfirsiche oder Nektarinen, entkernt
- 100 g Magerquark
- 100 ml Buttermilch oder fettarme Milch
- 50 ml Wasser
- 1 Spritzer Zitronensaft
- 10 g Kollagen-Hydrolysat
- 1/2 TL Inulin
- 1/2 TL Flohsamenschalen, gemahlen

So schmeckt der Sommer: herrlich fruchtig und fein cremig. Gesüßt wird der Pfirsich-Slimmie mit etwas Honig oder Agavendicksaft. Ob man ihn lieber trinkt oder löffelt, das kann man selbst durch die Menge Wasser festlegen. Mehr Wasser ergibt eine etwas flüssigere Konsistenz zum Trinken, weniger Wasser fester zum Löffeln. Ihr persönlicher Geschmack entscheidet hier.

Wer den Pfirsich-Slimmie lieber cool mag, der kann auch ein paar Eiswürfel mit in den Mixer geben. Mit etwas Vanillemark wird eine himmlische Frucht-Creme daraus, die nicht nur super schmeckt, sondern auch verführerisch duftet. Und wenn man diesen Pfirsich-Slimmie in ein flacheres Gefäß füllt und für etwa 1 bis 2 Stunden ins Gefrierfach stellt, dann erhält man eine leckere Eiscreme. Probieren Sie einfach selbst aus, wie Ihnen dieser fruchtige Pfirsich-Slimmie am besten schmeckt. Experimentieren ist hier erlaubt.

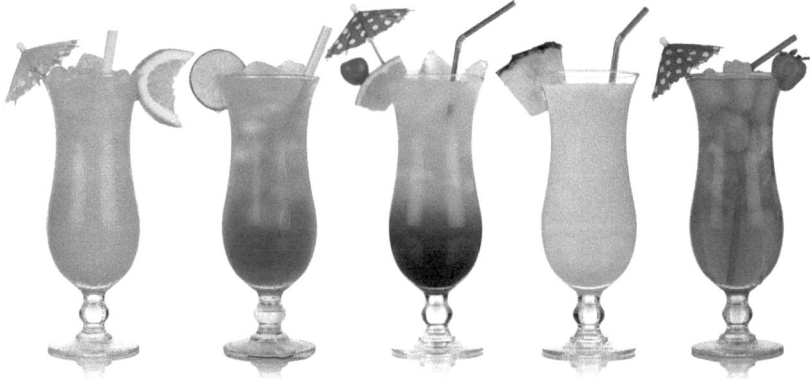

Thunfisch-Slimmie

- 1 Dose Thunfisch in Wasser
- 1/2 Salatgurke
- 1 Paprikaschote, rot
- 150 g Naturjoghurt
- 50 ml Wasser
- 1 Spritzer Zitronensaft
- 1/2 TL gekörnte Brühe
- 10 g Kollagen-Hydrolysat
- 1/2 TL Inulin
- 1/2 TL Flohsamenschalen, gemahlen

Was ist das denn? Thunfisch in einem Smoothie? Nein! Thunfisch in einem Slimmie. Und hier tut der Thunfisch genau das, was er soll: schlank machen. Thunfisch enthält stolze 25 g Protein je 100 g und nur gerade mal 1 g Fett. Das ist pure Schlank-Power.

Den Thunfisch geben Sie komplett mit dem Wasser gemeinsam mit den anderen Zutaten in den Mixer. Ein wenig Honig verfeinert den Geschmack. Fertig gemixt ergibt sich ein fein-würziger Thunfisch-Slimmie, der auch gerne mal als Dipp für Gemüse-Sticks herhält. Mit etwas schwarzem Pfeffer oder Chili können Sie diesen außergewöhnlichen Thunfisch-Slimmie ordentlich aufpeppen. Er macht dank des sehr hohen Eiweiß-Gehaltes auch super-satt. Vielleicht wird dieser Slimmie ja sogar Ihr persönlicher Lieblings-Slimmie?

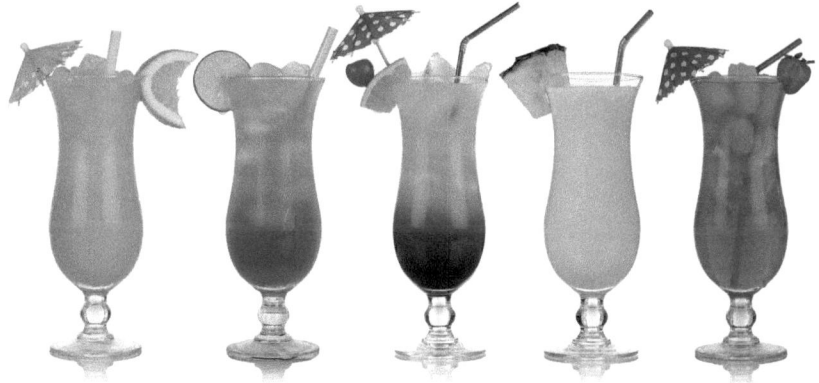

Eigene Slimmies entwickeln

Die vorstehenden Rezepte sind nur Muster-Slimmies. Wenn Sie das Prinzip begreifen, dann erkennen Sie, dass es sehr einfach ist eigene Slimmies zu entwickeln. Selbstverständlich ist wohl, dass Sie vor der Zubereitung alle Zutaten wie Obst und Gemüse gründlich waschen und für den Mixer entsprechend zerkleinern und entkernen. Wichtig ist in jedem Falle außerdem, dass Sie die Schlank-Pusher in Ihren eigenen Slimmie-Rezepten nicht vergessen.

Schlank-Pusher nicht vergessen

Das Kollagen-Hydrolysat, das Inulin-Pulver und der gemahlene Flohsamen sind eigentlich die Hauptbestandteile von Slimmies, ohne die sie keine Slimmies wären. Slimmies sind Schlankmacher-Smoothies mit genau diesen Schlank-Pushern. Und Smoothies sind eben (nur) Smoothies. Aber Sie können mit den Schlank-Pushern aus normalen Smoothies echte Slimmies zubereiten. Tausende Smoothie-Rezepte finden Sie in zahlreichen Rezept-Büchern und sogar kostenlos im Internet. Werden Sie einfach selbst kreativ und entwickeln Sie Ihre eigenen Lieblings-Slimmies.

Köstliche Variationen

Experimentieren lohnt sich. So kann man die süßen Slimmies durchaus auch in eine Eismaschine geben oder ins Gefrierfach stellen und köstliche Eis-Variationen daraus zaubern. Durch das Inulin-Pulver werden die Slimmies in Verbindung mit Milchprodukten so richtig schön sahnig-cremig, ohne jedoch Kalorienbomben zu sein. Probieren geht über Studieren – ich wünsche Ihnen auf jeden Fall gutes Gelingen.

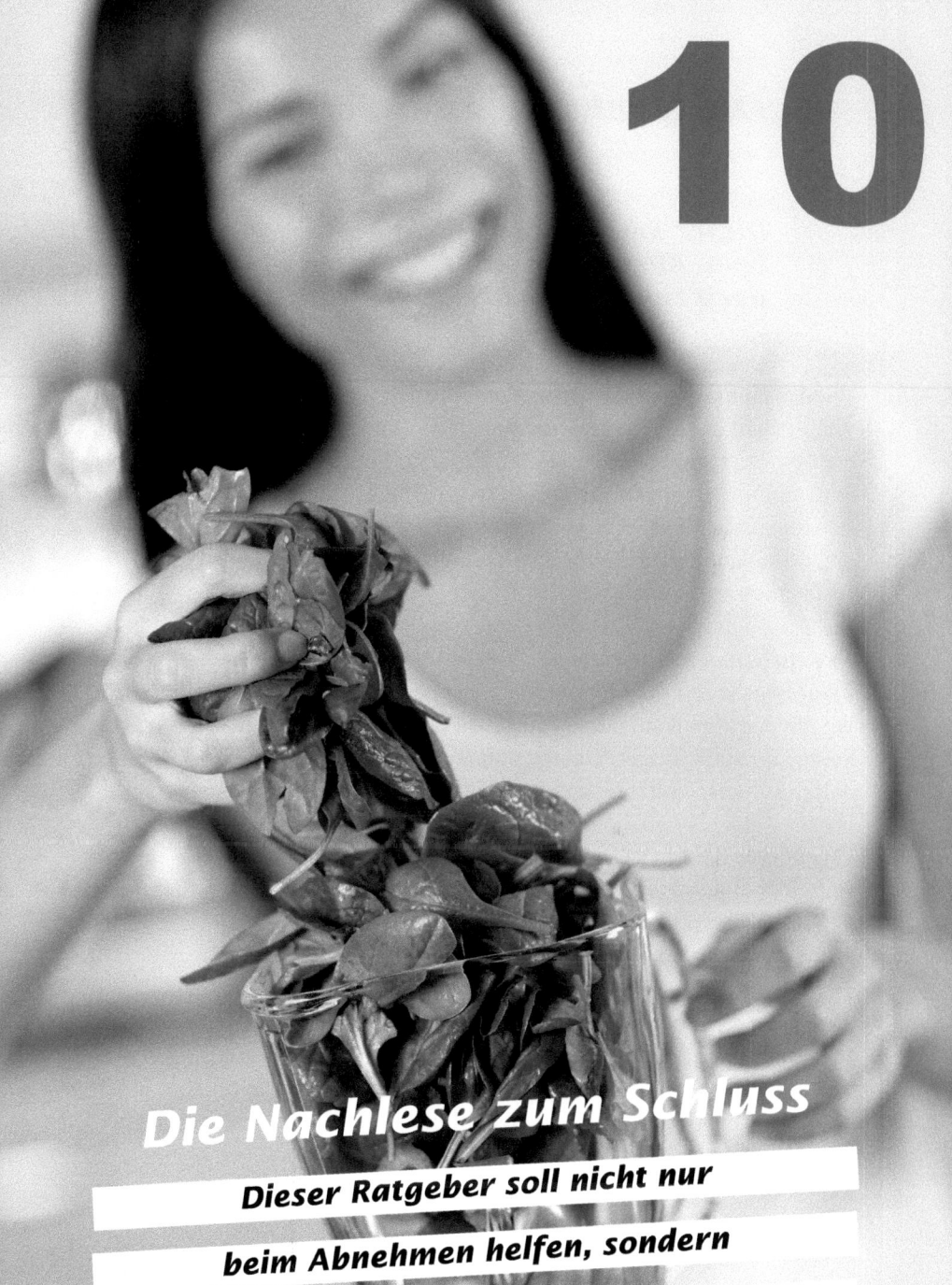

10

Die Nachlese zum Schluss

Dieser Ratgeber soll nicht nur beim Abnehmen helfen, sondern auch zum Nachdenken anregen

Die Nachlese zum Schluss

Dieser Ratgeber soll nicht nur beim Abnehmen helfen, sondern auch zum Nachdenken anregen

Wieder einmal habe ich einen Ratgeber fertiggestellt. Wieder habe ich viel geplant, recherchiert, experimentiert und konzipiert. Wieder einmal geht für mich eine ganz besondere Reise zu Ende. Und jetzt am Ende bin ich rundum zufrieden mit meinem Ausflug in die bunte Welt der verschiedenen Schlankheits-Methoden. Ich habe dabei das Rad gewiss nicht neu erfunden, aber ich habe äußerst interessante Dinge entdeckt, die das Abnehmen tatsächlich sehr erleichtern können.

Premium-Anwender

Zwar begebe ich mich mit meinen eigenen Experimenten und Entwicklungen manchmal auf dünnes Eis, weil es zu den jeweiligen Themen noch keine aussagekräftigen Untersuchungen oder gar Studien gibt. Aber der Anfang muss schließlich einmal gemacht werden. Und mich freut es immer wieder, wenn meine Arbeit positiv ausfällt und wirklich großartige Ergebnisse liefert. Sie können jetzt – als Premium-Anwender – meine Entwicklungen am eigenen Leibe testen und feststellen, was diese taugen. Wer zuerst kommt, der weiß auch zuerst Bescheid. Auf jeden Fall gilt: Probieren geht über Studieren.

Selbst testen

Ich wünsche mir natürlich sehr, dass Sie mit meinen Ausführungen, Rezepten und Anwendungen rundum zufrieden sein werden – so wie ich selbst. Ich habe selbst mit viel Disziplin und Ausdauer wirklich erstaunliche Ergebnisse erzielt: mit meinen Slimmies, mit meinen hilfreichen Schlank-Pushern und vor allem mit meiner genialen Kälteanwendung. Diese besondere Form der Anti-Fettpolster-Behandlung hat mich selbst sehr verblüfft. Sie ist so simpel und so erstaunlich wirksam. Machen Sie doch einfach selbst den Test und lassen auch Sie sich positiv überraschen. Wer nicht wagt, der nicht gewinnt.

Industrie greift an
Haben Sie sich eigentlich schon einmal Gedanken dazu gemacht, warum wir immer dicker und unpässlicher werden? Obwohl wir dank umfassender Aufklärung immer mehr über eine gesunde Ernährung und Lebensweise wissen, werden wir nicht wirklich fitter, vitaler und gesünder. Zum einen liegt es natürlich an unserer eigenen Einstellung und daran, was wir für unsere Gesundheit und Vitalität aktiv tun. Zum anderen jedoch werden wir bewusst von der Nahrungsmittel- und Gesundheitsindustrie angegriffen.

Zusatzstoffe als Waffen
Die Waffen dieser Riesen-Industrie heißen u.a. Zusatzstoffe und Giftsubstanzen. Im Kapitel 3 haben Sie einiges darüber erfahren. Im Grunde könnte man alleine über dieses Thema einen dicken Schmöker schreiben. Aber wissen Sie eigentlich weshalb diese Mega-Industrie trotz aller schlimmen Erkenntnisse bewusst diese gefährlichen Stoffe in ihren Produkten einsetzt? Die Antwort ist erschreckend!

Dick, krank und dumm
Wir alle sollen uns bewusst dick, krank und dumm futtern. Durch die eingesetzten Zusatzstoffe sollen wir gezielt Heißhunger schieben und uns die Wampe immer schön voll stopfen. Je mehr wir futtern, desto mehr Kohle geht für die Futterei drauf. Und das Geld geht schließlich an die Futterindustrie. Wir sollen bewusst dick und krank werden, denn die Pharmaindustrie soll ja schließlich auch ein Stück vom fetten Geld-Kuchen abbekommen, damit sie unseren hohen Blutdruck, die überhöhten Blutfettwerte, die Fettleber und Co mit giftigen Medikamenten wieder vermeintlich kurieren kann. Und am Ende wird unser Gehirn dank der Zusatz- und Giftstoffe regelrecht schachmatt gesetzt, damit wir letztlich zu doof werden, um zu bemerken, welches Spielchen da mit uns getrieben wird. Haben Sie da wirklich Bock drauf?

Blick hinter die Kulissen
Bevor Sie mich jetzt verurteilen, denken Sie lieber einmal darüber nach, was in dieser Welt so alles passiert. Manipulation, Korruption, Verschwörungen finden in allen Lebensbereichen statt. Wenn Sie die Möglichkeit haben, dann blicken Sie immer auch hinter die Kulissen. Und wenn Sie sich eine eigene Meinung bilden, dann sollten Sie wissen, dass auch das

Thema Ernährung nicht frei von Lug und Betrug ist. Das Beste ist immer das eigene Wissen, mit dem Sie bewusst Ihr Leben leiten.

Das Gute liegt nah
Ernähren Sie sich bewusst, um ein vitales und gesundes Leben zu führen. Lassen Sie sich kein X für ein U vormachen: lecker schmecken und schön aussehen heißt leider nicht immer auch gut. So ist ein kleiner unförmiger Apfel aus dem eigenen Garten meist gesünder als ein dicker, schön roter Apfel, der wie gemalt aussieht und bereits tausende Kilometer Anreise von einer Großplantage in Nimmerland hinter sich hat. Damit so eine Frucht auch tatsächlich die weite Reise unbeschadet übersteht, muss diese mit entsprechenden Hilfsstoffen ordentlich gepimpt werden. Warum also in die Ferne schweifen, wenn das Gute liegt so nah?

Auswahl beim Einkaufen
Mit diesem Ratgeber will ich Ihnen nicht nur helfen, damit Sie leichter abnehmen – ich will Sie auch zum Nachdenken anregen. Was ist wirklich gut, was ist tatsächlich schlecht für Sie? Nicht alles wird immer schlechter. Ganz im Gegenteil. Unsere Lebensmittel werden zunehmend immer besser. In den Supermärkten findet man immer häufiger gute Bio-Lebensmittel oder Produkte aus der Region. Sie müssen beim Einkaufen nur bewusster darauf achten, was in Ihren Einkaufswagen kommt. Die Auswahl ist groß genug, dass für jeden Geschmack das Richtige dabei ist.

Saisonal ist frischer und gesünder
Wenn Sie einkaufen gehen, dann achten Sie also bitte möglichst immer auf die Frische der jeweiligen Produkte. Obst und Gemüse als Zutaten für Slimmies sollten am besten aus der eigenen Region kommen. Oder kaufen Sie direkt beim Erzeuger, zum Beispiel bei Bauern in der Nähe. Außerdem ist es wesentlich gesünder und sinnvoller, wenn Sie saisonale Produkte verwenden: zum Beispiel Spargel oder Erdbeeren im Frühjahr bzw. Frühsommer und nicht im Winter. Dann kommen diese Produkte von weit her und sind oft entsprechend behandelt, enthalten weniger Vitalstoffe und sind zudem viel zu teuer. Auch Ihre Heimat hat zu jeder Jahreszeit viele frische Produkte zu bieten. Bevorzugen Sie diese Produkte beim Einkaufen, dann tun Sie außerdem noch etwas Gutes für die Produzenten aus Ihrer Region.

Ihre eigene Entscheidung

Sollten Sie die Kältebehandlung einmal testen wollen, dann denken Sie bitte immer daran, dass Sie Ihren Körper nicht einfrieren müssen und dürfen, um Fettpolster abzubauen. Einzig und alleine Ihre persönliche Wohlfühl-Kältetemperatur zählt. Eine handfeste Behandlungstemperatur kann also von mir nicht vorgegeben werden, weil jeder Mensch anders auf Kälte reagiert. Ihr persönliches Empfinden entscheidet also darüber, bei welcher Temperatur Sie behandeln sollten. Auch hier gilt: viel hilft nicht viel – zu kalt ist eher schädlich als wirksam.

Selbst ist der Mensch

Zum guten Schluss habe ich eine Bitte: Ich erhalte oft Anfragen per eMail, die ich auch gerne beantworte. Allerdings kann ich aus zeitlichen Gründen keine ausführliche Beratung bieten. Ich bitte um Verständnis dafür. Auch kann ich Ihnen keine Produkt-Empfehlungen geben, weil ich nicht alle Produkte kennen kann und sich der Markt ständig ändert. Bitte nutzen Sie für eigene Recherchen das Internet. Suchmaschinen können Ihnen dort bei gezielter Suche sicher weiterhelfen. Beachten Sie auch immer, wie andere Menschen Produkte und Behandlungsmethoden bewerten und machen Sie sich so ein eigenes Bild davon.

Jetzt ist aber wirklich Schluss! Was auch immer Sie vorhaben und tun werden – ich wünsche Ihnen nur das Beste.

Nochmal viel Erfolg beim Abnehmen und alles Gute.

Ihre

Vanessa Halen

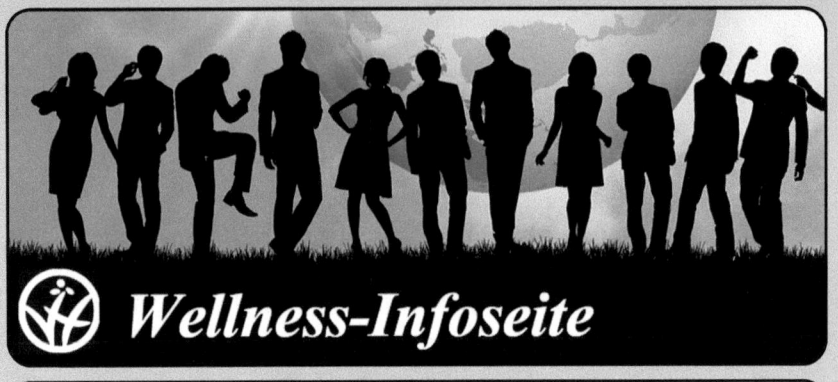

Das finden Sie auf der Wellness-Infoseite

Neben persönlichen Infos über Vanessa Halen finden Sie auf dieser Seite außergewöhnliche Rezepte, wertvollen Rat sowie viele Tipps & Tricks und kostenlose eBooks rund um Ihre Gesundheit, Schönheit und Wellness.

Ob Stress oder Lebenskrise, Probleme mit der Gesundheit, Haarausfall, Altersbeschwerden, Potenzschwäche, Übergewicht, Altersflecken, Falten, Cellulite & Co - in den Büchern von Vanessa Halen finden Sie Hilfe mit wertvollen Ratschlägen, die Sie so wohl noch nirgends gelesen haben:

Ein neues Leben! - Wie man in Krisenzeiten sein Leben neu ordnet und so neue Lebensfreude für sich entdeckt.

BioAging - Bleiben Sie jung und verbessern Sie ihr Aussehen mit natürlichem Anti-Aging ohne Hormone.

Die neuen Schlank-Pusher - Endlich schlank ohne Diät mit dem ganzheitlichen Schlank-Konzept und den neuen Schlankstoffen.

CyberBeauty - Die unglaubliche Entführung in die ferne Zukunft und was wir daraus lernen können. Roman plus EXTRA-Ratgeber.

Die neuen Schönmacher - Schöner ohne Spritze und Skalpell mit innovativen Schönheitsbehandlungen zur Selbstanwendung.

Die Jungmacher - Aktivieren Sie Ihren inneren Jungbrunnen und drehen Sie Ihre biologische Uhr zurück.

Vorsicht Arzt - Einmal zum Arzt - für immer krank: So finden Sie den richtigen Arzt und sorgen für eine optimale Behandlung.

Die Oxy Wunder Medizin - Die neue HF-Therapie: Anwendungen von A bis Z im Bereich Gesundheit, Schönheit und Wellness.

Schlank Mixer - Smoothie war gestern – Slimmie ist jetzt angesagt: schnell abnehmen • knackige Figur • straffe Haut

Besuchen Sie die Website von Vanessa Halen

www.wellness-infoseite.de